こころを診る技術

精神科面接と初診時対応の基本

宮岡 等　北里大学精神科学主任教授

医学書院

宮岡　等（みやおか　ひとし）

北里大学医学部精神科学主任教授

1955年生まれ．高知県出身．81年慶應義塾大学医学部卒業，88年同大大学院博士課程修了．東京都済生会中央病院，昭和大学医学部を経て，99年5月より現職．2006年4月から北里大学東病院副院長，2015年7月からは同院長を兼務．著書に「大人の発達障害ってそういうことだったのか」（共著，医学書院），「内科医のための精神症状の見方と対応」（著，医学書院），「精神障害のある救急患者対応マニュアル―必須薬10と治療パターン40」（監修，医学書院），「うつ病医療の危機（論文集）」（著，日本評論社），「こころの病は，誰が診る」（共著，日本評論社），「精神科必須薬を探る（第2版）」（編著，中外医学社）など多数．

こころを診る技術―精神科面接と初診時対応の基本

発　行	2014年7月1日　第1版第1刷Ⓒ
	2022年1月15日　第1版第3刷
著　者	宮岡　等
発行者	株式会社　医学書院
	代表取締役　金原　俊
	〒113-8719　東京都文京区本郷1-28-23
	電話　03-3817-5600（社内案内）

印刷・製本　横山印刷

本書の複製権・翻訳権・上映権・譲渡権・貸与権・公衆送信権（送信可能化権を含む）は株式会社医学書院が保有します．

ISBN978-4-260-02020-6

本書を無断で複製する行為（複写，スキャン，デジタルデータ化など）は，「私的使用のための複製」など著作権法上の限られた例外を除き禁じられています．大学，病院，診療所，企業などにおいて，業務上使用する目的（診療，研究活動を含む）で上記の行為を行うことは，その使用範囲が内部的であっても，私的使用には該当せず，違法です．また私的使用に該当する場合であっても，代行業者等の第三者に依頼して上記の行為を行うことは違法となります．

JCOPY 〈出版者著作権管理機構　委託出版物〉
本書の無断複製は著作権法上での例外を除き禁じられています．複製される場合は，そのつど事前に，出版者著作権管理機構（電話 03-5244-5088，FAX 03-5244-5089，info@jcopy.or.jp）の許諾を得てください．

まえがき

　精神医療の質の低下が言われる昨今，筆者が最も気にかけていることは，「精神科医による抗不安薬，抗うつ薬，睡眠薬の多剤大量処方問題」である．この問題の背景には薬物療法では精神療法より高い診療報酬を得ることができる，薬剤の効果を誇張した製薬会社の宣伝，精神科医の薬物療法に対する乏しい知識など，様々な要因が挙げられる．その中で筆者が大きな問題であり，個々の精神科医自身の努力で改善できると考えているのが，不安や抑うつに対して，適切な面接ができないから薬で対応しようとする，いわば「薬を処方するしか能のない精神科医」の増加である．筆者はすでにどこかの病院やクリニックで治療を受けていて，紹介で，あるいは自らより良い治療を探して，受診される患者さんを診る機会が多いが，話を聞くと，あまりにも面接時間が短いだけでなく，かえって精神科医の言葉が患者さんを傷つけているのではないかと感じることが少なくない．また面接や精神療法の教育というと，「精神療法の専門家の話を聞こう」という方向に進みやすいが，一方で，安易に認知行動療法や精神分析療法などの専門的精神療法を実施されて，「本当にこれほど濃厚な治療が必要であろうか」「かえって精神療法の副作用とでも言うべき症状が出ているのではないか」と疑いたくなることもある．

　新しい薬剤を治療で用いるには毒性試験を含む多くの治験が必要で

あるが，新たな精神療法技法が紹介されると十分な吟味なくすぐ治療に取り入れようとする精神科医や心理士がいるのも気がかりである．専門的な精神療法の講習会に行こうとする若手医師に「勉強する順番が違う」と声をかけたこともある．筆者が考えているのはこのような「専門的」な精神療法に導入すべきかどうかを評価する前段階の面接能力ともいえる．

　今，精神科医に求められているのは，専門的な精神療法ではなく，普通の面接，常識的な面接，患者さんを傷つけない面接とでも呼ぶべきレベルの面接なのではないか．いわば精神科医であれば実施すべき標準的な面接であり，それが本書を書こうと思ったきっかけである．「こころを診る技術―精神科面接と初診時対応の基本」などと題する精神医学の基本に関わる本を書ける知識も実力もあるとは思っていないが，こういう本はかえって精神療法の専門家ではない者が書いたほうがよい面もあるし，現在自分の置かれた立場が様々な視点で精神医療をみる機会が多いことや，医学生や研修医への教育や彼らとの議論を通して，若い医師が迷いやすい点を把握しやすい立場にあるという利点は生かせると考えた．

　さて，ただ最低限ここまではやってほしい「精神科面接と初診時対応」を考えているうちに，冒頭で述べた「薬を処方するしか能のない精神科医」は面接が下手なだけでなく，疾患の診断や治療に関する最低限の知識も習得できていないのではないかと疑うようになった．「適切な面接は十分な精神医学の知識があって初めて可能となる」と思う．従来の面接やカウンセリング技法の本に対してどうもしっくり

こないと感じていたのは，内容が専門的過ぎるためだけではなく，精神医学の基礎知識に関する説明が足りないと感じていたためかもしれない．このような筆者の思考の流れから，本書には面接のすすめ方と同程度に，精神医学の必須知識，精神医療に対する筆者の考え方も含まれることとなった．後者は筆者が病棟回診や外来診療において研修医や学生に話したことのメモからの引用が多くなっているため，「私が若い精神科医に伝えたいこと」のような内容になっている．またコラムには過去のいろいろな時期に筆者がふと考え雑誌の巻頭言や編集後記として記載したものを転載した．

　本書を書くに至った筆者の背景とでもいうべき現状を少し述べる．筆者は，約100床の閉鎖病棟をもつ北里大学東病院精神神経科に勤務しており，精神科病棟がなくリエゾン精神医療と児童精神科を置く北里大学病院精神神経科も兼務している．北里大学東病院精神神経科は神奈川県の精神科救急基幹病院であるため，輪番で措置入院や精神科救急の入院症例を受け入れている．筆者は両病院において，通常の精神科臨床に加えて初期および後期研修医指導にも携っている．また大学では，医学部の教員として医学部学生の教育も重要な役割である．地域医療との関係という点でいえば，北里大学のある神奈川県相模原市は全国に20市ある政令指定都市の1つであるが，唯一，市民病院にあたる医療機関がない．よって市民病院的役割や市の精神保健行政関連業務に関わる機会も多い．公的な認知症疾患医療センターは北里大学東病院内にあるし，発達障害支援センター，精神医療審査

会，学校カウンセラーへの助言，公立学校の教員のメンタルヘルスなどの業務にも広く関わっている．その他に教室の中には職域精神医学の研究会があるし，医療裁判における意見書やマスメディアの取材などもできるだけ断らないように心がけてきた．精神医療を外から見る立場の人との接点が多いことが，筆者の考えに大きな影響を与えているように思う．

以前から若い医師に勧めうるような面接を含めた診療の基本的なテキストが欲しいと考えていたが，結果的に本書はそれをも満たす試みとなった．本書が少しでも精神医学を研修しようとする医師に役立つことを願っているし，心理士などのコメディカルスタッフにも，こころの医療の鋳型として利用してほしい．

また，精神科医の質が問われている昨今，患者さんやプライマリケア医から「どうやって精神科医を選んだらよいか」と質問される機会が増えた．本書は説明なしに難しい用語を用いることはできるだけ避けたので，ひょっとしたら患者さんの医師選びにも役立たないかと考えている．本書で示した初診時面接に比べて，聞かれる内容が著しく少ない場合や面接時間が短い場合，初期対応が異なる場合は，その医師でよいかを再検討し，セカンドオピニオンを求めるなどの行動があってもよいかもしれない．

最後にもう1点強調しておきたい．最近，向精神薬の使用を極端に否定する医師や医療スタッフに出会うことがある．そんな中で，「多

剤大量処方問題を気にかけて面接に関する本を書く」などと言うと，「おまえは向精神薬療法自体に反対か」と質問されそうであるが，筆者は，向精神薬なしに精神医療はできないし，向精神薬は適切に使いさえすれば治療に極めて有用であると考えている．自施設では重症うつ病も精神科救急も担当し，必要な状況では躊躇なく向精神薬を用いている．その点については誤解されないようにひと言触れておきたい．

　まだまだ自分の臨床全般を他者の評価を受けて改善させていかなければならないのはわかっているが，本書は一応標準的な診療のあり方は示せているようにも思う．いろいろなご意見をいただき，さらに自分の臨床や知識を修正していくつもりである．

2014年5月

宮岡　等

目次

第1章 なぜ精神科は面接が大切か　　1

精神科面接と精神医療の質　2
「治す」よりも「支える」精神療法　2
「面接がうまい」だけではなく，十分な知識が必要　3
医療面接を「ハンバーガー屋の店員教育」と侮るなかれ　4
なぜ多剤大量処方の問題は起こったのか　5

第2章 知っておきたい医療面接の基本　　7

なぜ医療面接は生まれたか　8
医療面接の教育　9
医療面接における評価　9
精神疾患が対象となる「医療面接上級編」　10
医療面接と精神科面接の相違　11

第3章 症例と解説でみる精神科の初診時面接　15

❶ うつ病が疑われる症例　16

導入　16
症状を尋ねる　17
精神現在症の評価　24

既往歴，家族歴，社会機能を尋ねる　32
治療方針の説明　40

❷ 心気症が疑われる症例　44

精神科初診までの経過と口腔外科医の対応　44
精神科初診：治療への導入　47
病歴の聴取と診断　50
治療方針を伝える　55
治療開始後の経過　58

第4章　診療の基本　　67

患者に不快感を与えない服装を　68
診察状況に応じて患者と医師の位置関係を考える　68
相手の目を見つめすぎない　70
ゆっくり話す　70
大きめの時計を見やすい場所に　71

第5章　初診時面接・初期対応　　73

❶ 診療の枠組み　74

患者と家族，どちらの話を先に聞くか　74
個人情報と守秘義務　76

❷ 面接の姿勢と方法　81

問診項目のリストを見ながら面接してもよい　81
「傾聴」と「受容」が最も大切である　81
「共感」はきちんと言葉で伝える　82

❸ 病歴や精神症状の尋ね方　84

精神現在症の評価を心がける　84
定義に沿って症状を正確に評価する　84
行動の問題の背景にある精神症状を考える　86
症状として記載できない言動は慎重に評価する　87
思路(思考過程)を評価する　88
近親者に対する妄想の判断は難しい　88
関係者の話だけを頼りに妄想と判断しない　89
軽度の認知症は通常の会話では見いだせない　89
生活史，家族関係は初診時に評価する　90
経過は途切れないように尋ねる　91
過去の症状や行動は慎重に評価する　92
専門用語や曖昧な表現は避け，具体的に質問する　94
印象は慎重に伝える　95

❹ 診断の考え方　96

治療すべき症状を明確にする　96
「外因→内因→心因」の順に考える診断学の弊害　97
「どの診断も合わない」感覚は重視すべき　97
「診断保留」という姿勢はとらない　99
操作的診断基準を用いる際の注意点　99
現在，症状がなくても過去の診断を安易に否定しない　100
意識障害，認知症，うつ状態を鑑別する　101
睡眠関連障害の鑑別・合併を検討する　103
自閉症スペクトラムやADHDの鑑別・合併を検討する　104

❺ 対応の基本　105

過度に医療化する必要はない　105

病名告知には疾患の説明が不可欠である　106
得意な治療だけを押しつけない　108
予測される治療の効果を説明する　108
家族も一緒に治療する姿勢を示す　109
具体的に指示する　111
治療目標を明確にする　112

❻ 治療方針の伝え方　113

入院の必要性は総合的に判断する　113
shared decision making を重視する　115
薬剤の投与経路に応じた同意を得る　116
治療アドヒアランスには医師の説明が影響する　117

第6章 通常の外来での精神科面接と対応　121

❶ 頭に置いておくべき大原則　122

日常臨床における基本的面接　122
「良い面接」よりも「悪くない面接」を心がける　122
面接は多角的に評価する　124
患者の目に映る自分を想像して面接を修正する　124
時間をかけた精神療法だけが治療面接ではない　125
面接の副作用を常に考える　126
自分の技術を反省する　126
面接を透明化する　127

❷ 対応のポイント　129

「話す」よりも「聞く」ことを心がける　129
手助けしたいという態度を示す　130

感情的な反応を返さない　130
患者の言葉を否定せず，全面的に肯定もしない　132
患者−医師関係に注意を払う　133
ストレス脆弱性モデルは常に説明する　133
症状や状況を客観的に見るように促す　134
「待つこと」の大切さを伝える　134
心理内面に深く入りすぎない　135
社会機能の向上を目標にする　136
同じ診療環境で治療を続ける　136
常に治療の終結を意識する　137

❸ 臨床に役立つ精神分析の知識　137

転移と逆転移　137
分裂　139
症候移動　140

❹ 精神療法や面接の副作用　141

「副作用がある」と知ることが大切　141
副作用はなぜ起こるのか　144
どんな副作用があるか　146
求められる対応　147

第 7 章　場面や患者ごとに検討すべき対応　149

がん患者のうつ状態　150
身体症状に心気症症状が加わった状態　152
身体疾患様病名を告知されている場合　154
発達障害やその合併が疑われる場合　155
認知症症状を認める場合　157

家族のみで相談に来た場合　158

第8章　症状評価・操作的診断基準の考え方　161

❶ 症状評価　162

測定方法の種類　162
目的と実施のポイント　163
臨床での必要性と用い方　164

❷ 操作的診断基準　169

操作的診断基準と従来の診断体系の相違　169
操作的診断基準の不適切使用　171

❸ 治療ガイドライン　173

ガイドラインの成り立ち：EBM と EC　173
用いるうえでの心得　174

第9章　薬物療法の大原則　175

通常の診療には薬物療法の知識が不可欠　176
単剤投与を心がける　176
向精神薬療法以外の対応も必ず考える　177
年齢や身体疾患を考慮して少量から開始する　178
効果のプロフィールによる抗不安薬の使い分けは不要　178
ベンゾジアゼピン系薬剤は興奮を強めることがある　179
ベンゾジアゼピン系薬剤を安全な薬剤と考えない　180
エチゾラムは他の向精神薬と同様の注意が必要　181
軽症のうつ状態には抗うつ薬が有効でない可能性がある　181

抗うつ薬の選択は副作用を指標とすべき　183
身体疾患治療薬も含めて薬物相互作用を考える　184
フルニトラゼパムは特に注意すべき薬剤である　184
適切な情報を選ぶ　185
向精神薬ではプラセボ効果が大きい　187
添付文書の記載を十分知って薬物療法を行う　189
新規向精神薬の印象を安易に古典的薬剤に応用しない　191
副作用治療薬を加えるよりも原因薬を調整する　192

第 10 章　　診療録の書き方　　　　　　　　195

診療録記載は重要である　196
診療録の一般的記載　196
精神症状全般の評価　197
身体症状や身体所見　199
法律や保険診療に関係する記載　200
医師の説明と同意内容　201
情報共有の手段であるという理解　202
面接の連続性　203

あとがき　205

索引　209

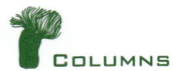
COLUMNS

①「あなたもうつ病」キャンペーン？	65
② 面接と立場	78
③ 認知行動療法の隆盛に思う	92
④ 過度の医療化を防ぐ地域医療	106
⑤ disease mongering	110
⑥ 治療しないことの効果	114
⑦「インフォームド・コンセントがあればよい」という誤解	118
⑧ 面接の透明性	128
⑨ 認知行動療法と disease mongering	142
⑩ 認知症の BPSD にも非薬物的対応が大切	157
⑪ リエゾンはバトルである！	160
⑫ 面接ではわからないが自記式質問票ではわかる？	166
⑬ 必須薬	179
⑭ 睡眠薬をめぐる問題	186
⑮ 添付文書を理解する	188
⑯ 適切な薬物療法と精神科研修	193

本文デザイン・装丁　糟谷一穂

第 1 章
なぜ精神科は面接が大切か

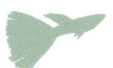

精神科面接と精神医療の質

　例えば内科であれば患者自身が自覚する身体の症状を尋ね，次に血液検査やX線撮影など必要な検査を行う．ここで得られた情報をもとに診断を考え，治療に進んでいく．ところが精神科では情報を得る方法のほとんどが患者や家族の話である．身体の検査は精神症状の原因がからだの病気である可能性がある場合，診断確定のために必要であるが，それによって精神疾患の診断が確定することは少ない．よって**面接でどのような情報を得るかが適切な診断と治療の岐路となり，それは精神医療の質そのものである**．

「治す」よりも「支える」精神療法

　ところで筆者は精神科研修医1～2年目の頃，精神分析を専門とする精神科医に憧れていた．患者の心をいかにも理解しているように話し，どのように働きかけたらよいかを手にとるように示す姿が，まるで外科医が鮮やかに手術しているかのようにみえたこともある．しかししばらくすると，そんな精神分析の専門家が鋭い説明をしているわりに患者の症状が改善しないケースも多く，時にはあまり積極的な精神療法を行わない精神科医が治療する患者のほうが症状が早く安定してくる場面に出会うこともあった．実際，筆者自身も精神科医になってある程度の経験を積んでくると，あまり積極的に精神面を変えようとせず，最低限の相談にのる程度の関わりで，大した薬物療法もしな

いままに，いつのまにか症状が消えていく患者に出会う場面が増えた．そうした経験から，最近は，精神療法は「精神面に積極的に働きかけて，変えて治そうとする」よりも，**患者に寄り添って，治る力を支える**程度のほうがよいのではないかと考えている．

「面接がうまい」だけではなく，十分な知識が必要

これまでの面接のテキストは精神療法の専門家によって書かれることが多く，その一部は患者さんとのよい関係づくりや心理内面の聞き出し方が中心であった．それらはもちろん，精神科臨床において非常に重要であるが，しかし実際の精神科臨床では初診時，あるいは診療初期には，認知症や軽度の意識障害の鑑別，身体疾患や薬剤の精神症状への影響も判断することが求められる．そのあたりを適切に組み込んであり，研修医に推薦できるようなテキストはあまりない．

精神医学や精神疾患に関する十分な知識があれば，患者に尋ねる内容や説明は変わってくる．例えば「人前にでると緊張する」という訴えがあれば，精神医学の知識のある医師は，「誰に対して緊張しやすいか」「どのような場面で緊張するか」「視線が気になることがあるか」「本当に周囲の人があなたに注目しているのだろうか」などと，治療方針の決定に不可欠な情報を集めようとする．「手足の感じに実感がない」との訴えに対しては「自分の手足ではないような感じがすることはないか」「自分では動かそうと思わないのに勝手に動いてしまうことはないか」「操られるように動いてしまうことはないか」などと

より詳しい情報を集めようとするであろう．詳しい質問は「わかってもらえた」という患者の安心感につながり，その後の治療において有効に働くことが多い．**適切な面接には精神医学，広くは心の問題に関する十分な知識が不可欠である**．これは筆者が心理士とのディスカッションでしばしば感じる「面接はうまいが，何か情報が足りない」という印象に通じるのかもしれない．

医療面接を「ハンバーガー屋の店員教育」と侮るなかれ

2000年頃から医学教育に医療面接が取り入れられるようになった．精神医学における診断のための面接は精神病性障害の患者に面接して精神症状を評価するのが基本であったが，医療面接は身体疾患があり，明らかな精神疾患はない患者に，嫌な思いをさせずに症状を聞き出すことが目的となる．

医療面接ではあいさつからはじまる面接の進め方がマニュアル化されている．口の悪い者は「ハンバーガー屋の店員の接客教育に似ている」などと悪口を言うが，筆者の印象としては，この医療面接教育を経てきた若手医師の中に，面接がうまい，あるいは周囲からみていて無難な面接をする者が少なくない．そんな医療面接を知ってから，精神科医はもっとこれを学ばねばならないと考えるようになった．

精神科ではこれまで，「患者ごとに違いが大きいし，病態も異なるから，どの面接がよいとはいえない」などと言って，面接の標準化や評価をしてこなかった．また面接に関する本は，精神療法の"達人"

が人にまねのできない面接のコツを語るような内容が多かったように思う．その一方で，**医療面接は面接の required minimum（必要最低限）を示し，面接自体の良否を評価するシステムを作りだした**．このことは筆者のような「精神科面接も評価されないと発展しない」と考えていた者からみれば，精神医学がぐずぐずしているうちに身体科医が面接を上達させ，教育にまで明確に組み込んだという印象であった．このように面接の評価という面からも，精神医学は医療面接を学ぶ必要がある．

ただ，医療面接は診断のための情報収集が主体となるが，精神科における診断のための面接は「面接自体が治療の一部となる」という大きな違いもある．すなわち不適切な医療面接は，適切な情報を得られないだけであるが，精神科における診断面接が不適切であれば，後の治療にマイナスの影響を与える可能性が高い．

なぜ多剤大量処方の問題は起こったのか

「まえがき」にも書いた通り，精神科医による多剤大量処方が医療全体の中で，さらには社会的にも問題となっている．この背景にある問題として忘れてならないのが，基本的な面接や精神療法すらできず，薬さえ処方できれば精神医療ができると誤解しているかのようにみえる精神科医，**いわば「薬を処方するしか能のない精神科医」の増加である**．残念ながらそのような精神科医を多く生み出してしまった原因の1つには，基本的な面接や精神療法に関する十分な教育が行

われていないということがあるかもしれない．薬物療法はテキストも多いが「精神科医なら誰でも知っておくべき精神療法」については，適切なテキストがないことの影響も大きい．

　精神医療が薬物療法偏重となった背景には，病院や医師の収益性が関係しているとしばしば言われる．しかし，院外処方が多くなった現状で，筆者は意外に収益性よりも，「面接ができないから薬で何とかしようとする医師」の増加があるのではないかと疑っている．とはいえ，問題視されるような処方を行っている医師は，そもそも薬物療法の知識も不十分であることが多い．結局のところ，きちんとした診療を行うには，面接から薬物療法まで幅広く総合的な知識が不可欠なのである．

第 2 章
知っておきたい
医療面接の基本

医学部で医療面接の教育や評価に関わったことは，筆者が「精神科面接はこんなことではいけない」と考えるきっかけとなった．医療面接の大きな特徴は，面接技法が具体的に示されており，かつ面接の優劣を評価するシステムをもっていることである．ここでは，最低限知っておきたい医療面接の基本について概説する．

なぜ医療面接は生まれたか

医療面接（medical interview）という用語に一定の定義があるわけではないが，以下の2つの目的を達成するためのコミュニケーション技術であると理解されることが多い．①患者に関する情報を効率的に収集する，②良好な患者−医師関係を短時間に築く．①と②は密接な関係をもち，①のためには②の達成が不可欠である．

医療面接はしばしば従来の問診との対比で論じられる．現実には問診も良好な患者−医師関係のうえでなされるものであろうが，医療面接と対比される場合は，単なる情報収集を目的とする問診に対して，医療面接は良好な患者−医師関係を築いたうえでの情報収集であるため，得られる情報の量が多いとされる．

医療面接が生まれた背景として，主に1980年代に，「内科医の面接では，半分以上が短時間で患者の発言を中断するし，受診目的も十分には聞き出せないことが多い」「患者の情緒面の動揺に医師が対処できない」「患者が本当に理解しているのは医師の話の半分程度である」などの批判的な報告があり，医師の面接技術の向上が望まれたと

いう側面がある．このような背景があり，日本でも医学教育に含めるべき新しい課題として注目され，現在に至っている．

医療面接の教育

医学教育の中では模擬患者(simulated patient)に対する面接を通して医療面接を教育することが多く，習得した面接技法はOSCE(objective structured clinical examination：客観的臨床能力試験と訳されることが多い．医療面接や身体診察など，臨床現場で必要な能力を身に付けているかを試す実技試験．「オスキー」と読まれる)という形式で試験が行われる．OSCEにおける患者役は標準模擬患者(standardized simulated patient)と呼ばれる．教育は様々な模擬患者を体験することでなされうるが，試験では一定の基準に基づいた評価が求められる．よって標準模擬患者は質問に対する答え方などに関して決められた対応ができるように教育された者が務める．

医療面接における評価

医療面接の評価には様々な方法がある．日本の医学教育の中でも施設によって評価方法が多少異なることも少なくないが，概ね「面接の進め方」と「面接で得た情報」を，面接を観察する第三者が評価することが多い．さらに医療面接における評価の特徴として，模擬患者が面接を行った医師を評価するという点が挙げられる．それぞれの主な

表1 医療面接の評価項目

評価項目	内容
面接の進め方	自己紹介,患者の名前確認,適切な対人距離,視線を合わせる,患者の話を遮らない,共感を示す,要約を述べる,言い忘れがないか尋ねる
面接で得た情報	鑑別診断に必要な情報(痛みであれば:部位,性状,程度,時間,増悪因子,随伴症状など),既往歴,心理社会的側面,解釈モデル(病気の原因や病態,必要と思われる治療について患者がどのように考えているか)
模擬患者の評価	共感的態度を感じたか,信頼できる態度であったか,言いたいことを十分言えたか,専門用語を使わなかったか

評価項目を**表1**に挙げた.

　医療面接ではこのように評価項目が明確であるため,医学教育の中で面接の型のみが教えられ,本来あるべき患者-医師関係につながらないという批判を耳にすることがある.しかしこのように行動から教え込まないといけない医師が多く生まれているという現実があり,さらにとるべき行動の背景にある考え方を教えるよりも,行動自体を変えることを教育したほうが考え方の修正につながる可能性もあるだろう.

 精神疾患が対象となる「医療面接上級編」

　医療面接は基本的に精神面に問題の少ない身体疾患患者において,良好な患者-医師関係を築いて,情報を効率的に収集することを目的としている.そこで求められるのは適切なコミュニケーション技術で

ある．一方，「医療面接上級編」のような形で，身体化障害を有する，攻撃的である，寡黙であるなどの特徴を有する患者がしばしばとりあげられ，ここでは心気症やパーソナリティ障害などに関する精神医学の知識が適用されることが多い．

 医療面接と精神科面接の相違

　精神科面接の基本を学ぶうえで，医療面接は非常に参考になるが，相違点も少なくない．ここでは特に注意すべき3つの点を概説する．

　第一に，前述の通り，**精神科では面接という非生物学的介入が身体各科よりもはるかに治療という側面をもつ**．医療面接を通して学べるのは面接全般におけるごく基本的な注意点と，診断のための情報を適切に集める面接技術であり，面接自体が治療として機能することはほとんどない．一方，精神科面接は，例えば診断を明確にするために行う面接で医師の印象が非常に悪い，あるいは医師の集めようとする情報が患者の気にかけている問題と異なっていたりすると，その後の治療に悪影響を及ぼす．

　第二に，医療面接は1回の面接でできるだけ多くの情報を得ようとする．精神科面接でもできるだけ早く診断のための情報を集めたほうがよいことは言うまでもないが，情報を早く集めようと努力しすぎると，かえって患者-医師関係を適切に保てなくなり，その後の治療の妨げになることもある．

　第三は，医療面接と精神科面接のちがいというより，医療面接で得

られた情報の生かし方についてである．医療面接の評価項目に「解釈モデル」というものがあり，これは病気の原因や病態，必要と思われる治療についてどのように考えているかを患者に尋ねるものである．例えば「今朝からの腹痛は昨晩食べた刺身のせいだと思う」のように医学的にも正しいと推測される場合もあれば，「体がだるいのはこの3カ月位の間，仕事のストレスが増えたからだと思う」のように患者なりの推測と思われることもある．

　このときに問題となるのは病気の原因として患者が「ストレス」という言葉を出したとき，医師がそれをどう理解するかである．「ストレス」は定義があいまいなまま広く用いられており，ストレスと症状の関係を厳密に評価することは困難である．「体がだるい」という訴えに対応した神経学的所見や検査所見があれば，「ストレスのせい」は患者の推測にすぎないと判断しやすいが，「体がだるい」「食欲がない」などの自覚症状の場合，「ストレスのせい」という患者なりに推測した原因が，真の原因に近いと誤解し，実際にそのような判断をしている研修医に出会うこともある．まして「うつ病はストレスのせい」などという必ずしも適切でない情報が一般に広まっているので，精神医学に詳しくない医師は判断を誤りやすい．もし自覚症状がうつ病などの精神疾患の症状の可能性があっても，「精神疾患はストレスが原因である」と考えることは医学的に正しいとは言えない．総じて解釈モデルを尋ねたときに，症状の原因として登場するストレスという言葉はあくまで患者の解釈であって，医学的な因果関係の判断とは区別しておかなければならない．患者は「ストレスのせい」と言っても身

体因性精神障害のこともあれば，環境因があまり関係しない統合失調症やうつ病の可能性は否定できないと考えておくことが大切である．
解釈モデルを尋ねる主な目的は症状の原因をさぐることではなく，良好な患者−医師関係を築くことである．

第3章
症例と解説でみる 精神科の初診時面接

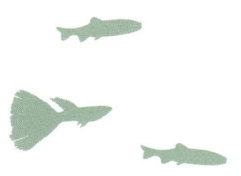

ここでは初診時面接と初期対応について，症例を挙げながら面接時に求められる知識を概説する．第1例は面接で話す言葉そのままに記載，第2例は一般的な症例記述とし，適宜，用語などに説明を加えた．

1 うつ病が疑われる症例

基本データ▶ 32歳，男性，会社員，X年11月Y日初診
主訴▶ 体がだるくて気分が沈む

導入

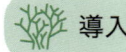 自己紹介

医師(以下：**D**)　お待たせしました．こんにちは．そちらにおかけください．本日，初めて来られた方の診察を担当する宮岡です．よろしくお願いします．ではまずご本人であるという確認が必要ですから，お名前と生年月日を教えてください．

患者(以下：**P**)　相模太郎，32歳です．誕生日は昭和57年Z月18日です．

D　今日は天気が悪くて，ここまで来られるのは大変だったでしょう．

🅿 ハイ，なんだか疲れましたし，駅からはタクシーで来ました．

> **解説**
>
> 　自己紹介と，例えば「今日は天気が悪くて，ここまで来られるのは大変だったでしょう」のような一般的なあいさつは医療面接では必須事項である．しかし精神科面接では，かつては普通のあいさつも通じないほどに精神面が混乱した人が主な診療対象であったせいか，省略されることがある．「ここまでのあいさつが必要か」という意見もあるが，患者が少しでも安らいだ気持ちになり，話しやすくなるのであれば，それは有用であろう．おそらく多くの人は初対面の人にはこの程度のあいさつはしているはずであり，医療場面になった途端に世の中の常識が失われるというのはおかしな話である．

症状を尋ねる

☆ 主訴を尋ねる

🅓 （診察券の確認をして）ありがとうございました．今日はどのような理由で来られたのか教えてください．

🅿 最近，なんか元気がないと言っていたら，妻にうつ病のせいじゃないかと言われまして…．

D そうですか．今日の診察ではまずこれまでの経過や症状について詳しくお話を伺います．そういうお話から病状について判断して，あるいは病気の名前をはっきりさせて，それから必要な検査や治療についてご説明することになります．話しにくいようなことを伺うかもしれませんが，その時は遠慮なく，あまり答えたくないとおっしゃってください．

> **解説**
>
> 多くの患者は精神科受診が初めてであり，「精神科の診察では何を聞かれるのだろう」「どんな検査をするのだろう」と心配している．また精神科受診とカウンセリングを同じと考えて，いきなりカウンセリングしてくれると期待している患者も多い．**最初に診断，その次に治療というのが主な流れであると説明することは，患者の不安を和らげる第一歩である**．

☆ "open question" と "closed question"

D 元気がないとのお話でしたが，どんなご状態か，もう少し詳しく教えてください．

P 朝起きると，ひどく体がだるく，気分が落ち込んでいることが多いのです．とりあえず会社には行くのですが，昼頃になるとますます具合が悪くなる感じです．心身ともに元気が出ないというか…．夕方

になると，もうすぐ仕事が終わりと思うせいか，少し気が楽になります．9カ月前に，組織に変更があって，同じ部署の人間もだいぶ入れ替わりましたし，担当業務も変わりました．それから少し経ってから，なんとなく調子が悪いんです．食事もあまりとれませんし，いつも何かに追い立てられているような，不安な気がして…．上司や同僚にも気づかれているのではないかと気になることもありますし，最近は道を歩いていてもびくびくしている感じがあります．

解説

　主訴を尋ねた後，すぐ「いつから始まりましたか」とか「食欲はどうですか」などと一方的に質問せずに，「どんなご状態か，もう少し詳しく教えてください」と尋ねるのがよい．医療面接では，まずある程度開かれた質問(open question：はい，いいえで答えられない質問)を続け，その後，閉ざされた質問(closed question：はい，いいえで答える質問)で症状の有無などを詳細に尋ねることが原則である．

　閉ざされた質問ではある程度，医師が疾患を頭に置いて該当する症状の有無を質問する形になりやすいが，開かれた質問では患者の考えていることを広く知ることができる．**患者が苦痛に感じている症状は1つではないことが多いので，開かれた質問の時間はできるだけ長くとって，悩みのできるだけ多くを把握するように努める**．このやりとりにおける「道を歩いていてもびくびくしている感じ」という患者の言葉は，周囲の人から見られてい

る，注目されていると，患者が感じている可能性を示しているため，後の面接で関係妄想の有無を確認すべきであるということになる．開かれた質問がより詳細に聞くべき症状の手がかりを与えてくれることは少なくない．

☆ 共感

D それはつらいですね．いつ頃からそのような具合ですか．

解説

「つらいですね」というのはいわゆる共感であり，医療面接では非常に重視される．共感にも定義がいろいろあるが，筆者は「自分にはあなたと同じ状況におかれた経験はないが，もしおかれたとしたら感じるであろう気持ちを言葉にして相手に伝えること」と理解している．表情や話し方で共感が伝わるなどという考えもあるが，筆者は言葉できちんと伝えたほうがよいと考える．

☆ 起始（症状がいつ始まったか）を尋ねる

P 半年くらい前から何となくいつもより体がだるいなと思っていたのですが，少しずつ食欲もなくなってきました．いつ頃から気分が沈

むようになったかと言われるとはっきりしませんが，3カ月前に気晴らしにと思って，北海道に行ったので，その頃にはもうかなり落ち込んでいたことを覚えています．

D そうするとこの6カ月間では徐々に具合が悪くなっていますか．それとももっと悪い時期があったけれど今は少しよくなっているという感じですか．

P 最初の3カ月くらいは徐々に悪くなっていったという感じでしたが，最近の3カ月はだいたい横ばいです．

> **解説**
>
> かつての精神医学では疾患の起始（onset）がいつかは非常に重視されていた．身体因性精神障害以外について言えば，「起始が明確であれば統合失調症，躁うつ病，内因性うつ病，心因反応であり，また起始がはっきりせず，いつからか徐々に症状が出てきたとしか言いようがなければ神経症」というかつての大枠は今日でも参考になる．さらに起始から診察時までに症状が少しずつ悪くなっているのか，最初よりはよくなっているのか，よくなったり悪くなったりしているのかという経過を明確にする．

☆ 状況因と守秘義務

D ご自身では何か落ち込む原因になるようなことについてお心当た

りがありますか．ありましたら教えてください．お話ししていただける範囲内で結構です．病院でお話いただいたことがご家族や会社に伝わることはありませんから．

🅟 今の会社にはもう10年近く勤めています．これまであまり問題はなかったのですが，9カ月前の異動で新しい課長が来ました．はじめのうちは部下思いのいい人だと思っていたのですが，6カ月前くらいから，とても無理な仕事を押しつけてくるようになったのです．そのことで悩んでいたのは事実です．

解説

精神科面接では現在の精神症状（精神現在症）評価のほうが，原因と推測される環境の変化に関する情報（状況因）よりも診断や治療方針の決定に有用であろう．ただ，うつ状態の例では患者が自ら原因と考えている状況を話しだすことが多いし，それを中断するとその後の面接が円滑に進まないことがある．一方，最初に状況因の話が長くなると，精神現在症の評価にかける時間が短くなる．**筆者は最初に患者が自ら原因と考えている状況を少し尋ねて，次に精神現在症を評価した後，状況因と精神症状の関係を検討することにしている．**

「言いたくないことまで無理に話さなくてよいこと」や「病院で話したことは決して外に漏れないこと」は，医師にとっては当然のことであるが，患者は心配していることが少なくないので，はっきり伝える．特に勤務している会社の関係者が一緒に受診し

> ている場合や会社の産業医からの紹介の場合などは，情報の守られ方を明確に説明しておく必要がある．

☆ 主なうつ病症状の確認

Ⓓ 苦痛に感じておられる症状を中心にだいたいのことを伺いましたが，これ以外にどんなことにお困りかについても少しお話を聞かせてください．調子をくずされてから夜の眠りはどうですか．

Ⓟ そういわれると落ち込むのと同じ頃から，少し眠りが浅いような気がします．朝早く目が覚めることもありますし．

Ⓓ 調子が悪くなかった時はどんなことがご趣味や楽しみでしたか．こういうことをすれば多少調子が悪くても気晴らしになったというようなことがありますか．

Ⓟ 車が好きで，休みさえあればドライブに行っていました．調子が悪くなってからも2，3回，短い時間で行ってみたのですが，以前のようには楽しめなかった気がします．

Ⓓ いま病院では，こうやって普通にお話ししてくださっていますが，ここでは頑張って話してくださっていても，「家で1人になったときなどはよく涙を流している」みたいにつらいということはないですか．うつ状態の時は，いつもではないにしても，生きていても仕方がないような気持ちが出てくると言われる方もいますが，そういうことはないですか．

第3章　症例と解説でみる精神科の初診時面接

🅿 つらいと思うことは時々ありますが，涙を流すほどのことはないです．大丈夫です．だいたい今，本当のことをお話できていると思います．死にたいと思うことはありません．

> **解説**
>
> うつ状態にあると判断したら，診断や治療方針の決定のために，他の主なうつ病症状を尋ねておく必要がある．「憂うつ感や焦燥感の程度」「興味と喜びの消失」「希死念慮」「食欲」「睡眠」は必須であろう．

精神現在症の評価

★ 主訴以外の症状の確認と精神現在症の評価

🅳 先ほど道を歩いていてもびくびくしている感じがあると言っておられました．落ち込んでいる時，何となく人の視線が気になるとか，見られているように感じると言われる方もいますが，そういうことはありませんか．

🅿 2カ月くらい前だと思いますが，何となく自分が悪いことでもしているような気分になり，外に出ると誰かに見られるような気がして，外に出るのが嫌でした．

🅳 本当に見られていた可能性がありますか．それともご自分の気分

もよくないから気にしすぎていたような面があるのでしょうか．

🅟 知らない人が自分を見ているなんてありえないでしょう．考えすぎだとはわかっているのですが…．最近はそれほど気にならなくなりました．

解説

「落ち込んでいる時，何となく人の視線が気になるとか，自分を見ているように感じると言われる方もいますが」のような「一般的にも起こりうることだが」という問いかけによって，答えを引き出しやすくなる場合が多い．「標準化」という用語を用いている本もある．

「こんなにつらい時はお酒の量が増えることが多いけれど，どうですか」なども同様の質問の仕方であろう．ただし重要なのは，第一に「答えを引き出しやすい＝偽陽性が多い」ということであり，もし「確かに少し視線が気になる」という答えが返ってくれば，それが恐怖症状なのか，妄想なのかなどについて問診を進めることが必須である．第二に「このような時はほとんどの人が周囲の視線を気にするけれども」のように，事実とは言えないことを誘導尋問のように用いることは不適切である．

精神科面接の大きな目標は精神現在症の評価である．精神現在症とは精神症状全般を評価することをいう．いろいろな症状分類があるが，1例を**表2**に示した．主訴や現病歴を尋ねている段階で他の症状の存在に気づくこともあるが，そこで判断できな

かった症状については，面接のどこかで系統的に，かつ項目別に確認しておく必要がある．この患者の場合でも，憂うつ感を主訴としていても，直接主訴ではない症状，すなわち意識障害，幻覚や妄想がないかなどをきちんと診ておくことが必要である．これは身体科において，例えば「頭痛が主訴でも足がむくんでいないかを診る」，いわゆる systemic review によって見落としがないように全身の所見を診るのと同様である．今回のケースは，単身で来院し，話のまとまりなどを総合すると，意識障害や知的機能の障害はないことが推測でき，面接内容から思考過程の障害もないと推測された．来院の状況や面接内容から，少しでも意識障害や知的機能の障害の徴候があれば，その存在をまず疑ったほうがよい．特に高齢者のうつ状態では，認知症や軽度の意識障害をきたす身体疾患の合併や鑑別を検討するため，筆者は積極的に，逆キツネ検査や連続引き算検査をスクリーニング検査として用いている．逆キツネ検査は評価者が同じ向きに立って**図1**のように手を見せて，すぐ模倣できればその患者が認知症症状を有する可能性は低い．しかしこれはかなり難しい検査であり，できなくても「認知症があるとはいえない」ことに注意が必要である．患者と同じ向きにすわって示すほうがよく，対面ではさらに難しくなる．もしできなければ，まず「キツネ」を両手で作り，その後ゆっくり「逆キツネ」を作って模倣させると，知能低下の程度もある程度推測が可能である．連続引き算検査は，まず「100から7を引いたらいくつですか」と質問し，答えられたら，「その答え

表2 精神現在症

1）意識	5）感情（抑うつ，躁）
2）知能	6）意志，欲動
3）知覚	7）その他（不安，強迫など）
幻覚，錯覚	
4）思考	
思考過程	
思考内容	

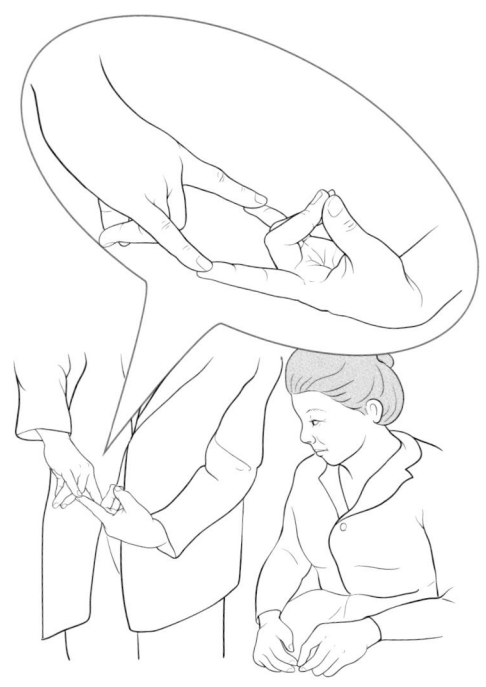

図1　逆キツネ検査

からさらに7を引いて，その答えからさらに7を引いて，引けなくなるまで引いてください．途中の答えを教えてください」と指示する．原田[1]が認知症と軽度意識障害では間違え方が異なると指摘しているように，認知症や意識障害のスクリーニングには非常に有用であると考える．改訂長谷川式簡易知能評価スケール(HDS-R)と異なるのは，HDS-Rでは"100－7"，"93－7"までしか質問しないが，連続引き算検査では引けなくなるまで答えを求めるため，計算力だけでなく集中力まで推測できる．

医師に対するうつ病の啓発活動が進んで抗うつ薬が多く用いられるようになってから，若い患者のうつ状態に対し，幻覚や妄想の有無を確認せず抗うつ薬を処方したり，また高齢者のうつ状態に対し，認知症や意識障害の有無を検討しないまま抗うつ薬や抗認知症薬が処方されている場面が増えた〔☞章末の **COLUMN 1**(65ページ)も参照〕．うつ病の知識しかない医師が診れば精神疾患はすべてうつ病にみえてしまうし，認知症の知識ばかりが増えた医師が診ると，認知症が過剰診断されやすい．疾患ごとに知識量に差がある場合，医師は知識の多い疾患の特徴ばかりが目に入り，過剰診断という誤診に陥りやすいようである．言い換えれば**精神疾患の診断では，その疾患の知識だけでなく，鑑別診断されるべき他の疾患の知識も同等に必要である**．筆者は「うつ病の適切な診断と治療方針決定にとって最も重要なのはうつ病以外の精神疾患に関する知識である」としばしば強調している．昨今の状況は，プライマリケア医に対するうつ病や認知症の啓発内容自体

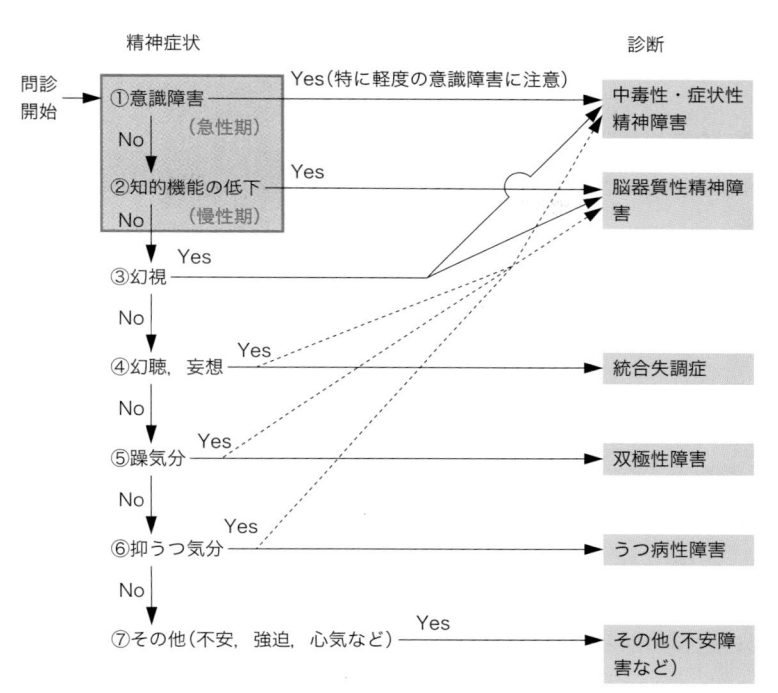

```
                 精神症状                                          診断
          ┌──────────────┐ Yes(特に軽度の意識障害に注意)    ┌──────────┐
問診  →   │①意識障害─────────────────────────────→│中毒性・症状性│
開始      │   │                                              │精神障害   │
          │  No         (急性期)                             └──────────┘
          │   ↓       Yes                                   ┌──────────┐
          │②知的機能の低下──────────────────┐            │脳器質性精神障│
          │   │                               ├───────→│害         │
          │  No         (慢性期)              │            └──────────┘
          └───┼──────────────────────┘
              ↓  Yes
             ③幻視 ────────────────────┘
              │
             No
              ↓       Yes
             ④幻聴, 妄想 ─────────────────────────→ 統合失調症
              │
             No
              ↓     Yes
             ⑤躁気分 ────────────────────────────→ 双極性障害
              │
             No
              ↓       Yes
             ⑥抑うつ気分 ──────────────────────────→ うつ病性障害
              │
             No
              ↓                              Yes         ┌──────────┐
             ⑦その他(不安,強迫,心気など) ──────────→│その他(不安障│
                                                         │害など)    │
                                                         └──────────┘
```

図2 症状からみた鑑別診断の考え方
(宮岡 等：内科医のための精神症状の見方と対応．p5, 医学書院, 1995より一部改変)

を再考すべきことを示唆しているように思う．

症状からみた精神疾患診断のおおまかな考え方を**図2**に示した．

〈文献〉

1) 原田憲一：意識障害を診わける．診療新社, 1980

☆ 睡眠時無呼吸症候群の確認

🄳 夜中に「大きないびきをかく」とか,「息が止まっていることがある」と家族の方などに言われたことはないですか.

🄿 ないと思います.

> 解説
>
> 最近,比較的軽度の抑うつ感や倦怠感を主訴とする患者の中に睡眠時無呼吸症候群の鑑別や合併を検討すべき例が多い.肥満の有無や年齢にかかわらずこの症状は必ず尋ねたほうがよい.

☆ 患者の解釈モデルを尋ねる

🄳 ご自分の現在の憂うつな状態はどんなことが原因であるとか,こんな治療が必要であると思うとか,何か考えておられることがあったら教えてください.

🄿 新しい上司との関係や担当業務はすごくストレスになっています.でもそれだけでこんなに落ち込むのも変な気がします.ただ,他に原因となるようなものの心当たりはありません.ネットには「うつは薬で治る」と書いてありましたし,週刊誌の記事でも読みました.妻には「カウンセリングでも受けたら気分が変わるかも」と言われたので,実はだいぶ迷ったのですが来てみたのです.

D ストレスになることがあると，誰でも多少はうつ状態になりますが，それだけで今ほどの状態になるかどうか判断が難しいですね．でも対応できることは対応していくという感じで考えていきましょう．

解説

うつ状態の場合，患者はうつになった原因を環境の中に見い出して，自分から話すことが多い．話に出なかったら医師から質問する．医師から質問する場合は，とりあえずは家族や職場，学校などの状況を一般的に尋ね，その中で症状と関係する可能性がある部分は焦点を絞って質問していく．親との関係などが原因となっている場合，子どもの頃からの生活史まで詳しく尋ねなければならないこともある．

医療面接では，病気の原因や病態，必要な治療について，患者がどのように考えているかという解釈モデルを尋ねることが必須項目となる（☞12ページも参照）．ただ，例えば「今朝，胸が締め付けられるように痛かった．自分では昨晩食べた魚が悪かったと思う」などのように，医学的には誤っていると考えられる理由が述べられることも多いので，原因推測のための情報としてよりも，コミュニケーションを円滑にするために尋ねていると考えるべきである．これは精神疾患でも同様である．精神疾患では身体疾患以上に患者は環境に原因を見つけ出して述べることが多いため，常に「そういうことも関係しているかもしれないが，それだけで起こるとは言えないので，お話を全部伺った後でよく検討し

ましょう」といった姿勢を示し，患者に伝えることが重要である．

既往歴，家族歴，社会機能を尋ねる

★ 過去のうつ状態・躁状態の確認

D 原因はいろいろあるにしても，これまでに「ああ，あの頃は少し今と似てうつっぽかったな」と言えるような時期がありましたか．

P 特にそういう時期はありません．いつも元気なほうでした．

D 躁うつ病などという言葉があるように，うつで来られた方の中に，たまに病気とは言えないまでも，過去のある時期に「すごく元気だった」とか「ふだんの時期より仕事がずっとはかどった」とか言われる方がいます．そういえば少し当てはまるかもしれないと思えるような時期がありましたか．

P 新卒で現在の会社に入社して，2年くらい経った頃はすっかり仕事を覚え，実務も少しずつ任されるようになりました．自分がすごくできる人間になったように思えて，心身ともに調子がよく，充実した毎日でした．

D どのくらいの期間続きましたか．

P 別の部署に異動になるまではそんな感じでした．2年間くらいはよかったように思いますし，異動してからも楽しくやっていました．

D そういう時期に「お金使いが荒かった」とか「ちょっと怒りっぽ

かった」などと言われる方もいますが，どうでしたか．

🅟 なかったと思います．

解説

　うつ状態の患者に過去にうつ状態や躁状態が疑われる時期がなかったかを尋ねることは必須である．過去にうつ病相が疑われる時期があれば反復性うつ病性障害の可能性が高いので，抗うつ薬が有効であろう．明らかな躁病相があれば双極性障害と診断され，原則として抗うつ薬は用いない．躁病相については「すごく元気だった」とか「ふだんの時期より仕事がずっとはかどった」などと，よい時期であったと患者が考えていることをまず尋ね，当てはまる時期があるという答えであれば，「そういう時期には『お金遣いが荒かったか』とか『ちょっと怒りっぽかったか』」などと悪く理解されている面を尋ねると，患者は思い出しやすいようである．

　うつ状態にある患者では双極Ⅱ型障害の可能性も考える必要があり，診断のためには，過去の「軽症の躁病相」を確認しなければならない．しかし過去の時期の症状について，「軽症の躁病相」という診断を下すことは現実的にはかなり難しく，できるだけ家族や周囲で，その時期の患者を知っている人の話も聞いたほうがよい．安易に軽症躁病エピソードと診断することは過剰診断につながり，意義の乏しい薬物療法が実施されやすい．日本で双極Ⅱ型障害を対象として行われた治験(医薬品もしくは医療機器の製

造販売に関して，薬事法上の承認を得るために行われる臨床試験）はないにもかかわらず，現在双極性障害躁病相の治療や病相予防に認められている薬剤は双極Ⅱ型障害も適応疾患に含まれると理解されているため，それも過量処方や不適切処方の一因となっているように思う．双極Ⅱ型障害に該当するような過去の躁状態をどう診断するかについてはまだ議論が多いが，例えばDSM-Ⅳ-TRの軽躁病エピソードにおいてB項目（7項目中3項目以上）を満たすことを厳密に評価すれば過剰診断はかなり防げるのではないかと考えている．

☆ 身体疾患と服用薬の確認

🄳 今，何か体の病気で治療しているものがありますか．飲んでいるお薬とか，健康のための漢方薬，健康食品，サプリメントなどもあったら教えてください．

🄿 特に治療している病気はありませんし，飲んでいるものもありません．

解説

身体疾患による精神症状の可能性，服用している薬剤による精神症状の可能性，さらには向精神薬で治療する場合の薬物相互作用を頭に置いて，**初診時には，現在罹患している疾患や薬剤につ**

いて必ず尋ねる．

☆ 既往歴の確認

D これまでに大きな病気やけがをしたことがありますか．

P とても健康だと言われてきました．病気をしたことはありません．

> 解説
>
> 既往歴についてどのくらい詳細に尋ねるかは診察に許される時間で調整するしかないが，特に**向精神薬の副作用と関係しやすい循環器，呼吸器，神経疾患**についてはよく聞く必要がある．

☆ 飲酒歴・喫煙歴の確認

D お酒，アルコール類はどのくらい飲まれますか．会社ではそういう機会も多いと思います．それと調子が悪くなったり眠れなくなるとアルコールが増える方も多いですが…．それとタバコは吸われますか．

P アルコールはあまり好きではないので，ふだんは飲みません．職場の飲み会の時もビールをコップ1～2杯飲む程度です．タバコは吸いません．

> **解説**
>
> 　アルコールについては少なめに述べる患者が多い．「会社ではそういう機会も多いと思いますが」とか「調子悪くなったり眠れなくなるとアルコールが増える方も多いですが」のように，「飲むことが悪いことではないし，やむを得ない場面も多い」などという言葉を添えたほうがよい．
>
> 　もし飲酒している場合は「向精神薬との併用が原則として禁止されている」「うつ状態を長引かせる可能性がある」「うつ状態の時，アルコールを飲むと急な気持ちの変動につながりやすい」「不眠への対処として飲酒すると飲酒量が増えやすい」などを説明し，飲酒を控えるように伝えるべきである．

☆ 家族の状況・家族歴・遺伝素因の確認

D 現在はどなたとお住まいですか．

P 3年前に結婚して，今は妻と2人で暮らしています．それまでは両親と2歳下の弟と一緒に住んでいました．子どもはいません．

D ご家族やご親戚のことについて伺いたいのですが，血のつながりのあるご家族や親戚の方の中に，不眠やうつ，その他に精神的問題で悩んでいる方がいらっしゃいますか．

P 聞いたことはありません．知っている範囲では特にないです．

> **解説**
>
> 　家族歴や遺伝素因は医学部のような教育機関では必ず聞かなければならないと指導される．外来では時間の制約もあろうが，入院例では，「従兄弟や従姉妹まで現在の年齢と社会機能を尋ね，精神疾患の有無を確認するように」と教えられたこともある．診断に重要な情報であるのはいうまでもないが，患者の立場からすればあまり言いたくないことも多いであろう．聞き出してもそれほど治療に役立つわけではないこともある．本来であれば「なぜ尋ねるか」を説明してから，質問すべきである．
>
> 　このようなことから，筆者は外来症例については，現時点では，以下のようにしている．
> 　①気分障害か統合失調症かの鑑別が難しい時など，遺伝素因に関する情報の意義が大きい場合は尋ねる．
> 　②本人の生活で何らかの関係がある人については，家族によるサポートの可否につながるので，尋ねる．
> 　③尋ねる時はその理由を説明する．

☆ 症状発現前の社会機能の確認

D　これまでの学校やお仕事のことについて少し追加して伺いたいのですが，22歳で就職されてからずっと今の会社ですか．体調が悪くて休んだり休職されたことはないですか．

🅟 これまではありませんでした．有給休暇を利用してドライブに出かけることは多いのですが….

> **解説**
>
> 症状の起始の時期を明確にするために，**症状発現前の社会機能は必ず評価する**．典型的なうつ病は挿話性をとることが多いため，2年以上にわたってうつ状態が持続することは少なく，診断においても参考になる．

★ 生育歴・生活歴の確認と病前性格の聴取

🅓 学生時代はどうでしたか．年齢からみると浪人や大学での留年はないですよね．小学校，中学校，高校時代に，登校できないとか，登校するのがすごくつらいとか，学校に行っても保健室にいるなどという時期があったと言われる方もいますが，そういうことはなかったですか．

🅟 風邪で1〜2日休んだことは何度かありますが，それ以外は特にありません．子どもの頃は腕白な子だとみられることが多かったですし，学生時代もアウトドア派でした．

🅓 子どもの頃に，単身赴任や病気など何らかの事情で，ご両親どちらか，あるいは両方と離れて暮らした時期がありますか．あるいはご両親の仲が悪くて苦労したなどということがあったら教えてください．

🅟 　私が2歳の頃，1年ほど父が単身赴任していましたが，週末には家に戻っていたので，あまり気にしたことはありませんでした．

> 解説
>
> 　生育歴や生活歴をどこまで尋ねるかは，個々の医師の考え方や知識，診察に許された時間にも影響される．筆者の場合，30歳くらい以前の患者で，典型的な統合失調症やうつ病，双極性障害とは多少なりとも異なる場合は，性格環境要因の関与を疑い，できる限り質問するようにしている．特に小学校，中学校，高校時代に原因のはっきりしない欠席が多い場合，性格や環境の問題の存在を示唆することが多い．
>
> 　病前性格の聴取はかつては初診時の必須項目であった．現在でも聞いておくに越したことはないが，患者自身が語る自らの性格と周囲からの評価がずれやすいこと，初診時に尋ねやすいような性格類型が示されていないこと，社会機能を詳細に尋ねることで性格についてもかなりの情報が得られることなどを考えて，筆者は外来初診では，必要であれば尋ねる程度に止めている．

治療方針の説明

★ 面接のまとめを確認する

D これまでのお話をまとめますと，半年位前からだるさや食欲がないという症状があって，その後，憂うつ感も強まってきたし，夜の眠りも同じ頃からやや浅くなってきました．会社で上司の方が変わって仕事の負担が増えたのは事実ですが，それでもこれほど落ち込むのはおかしいという気持ちもある．これからの治療については，薬かカウンセリングかわからないが，何か治す方法があれば利用したいということですね．このように理解したのですが，私が間違って理解しているような部分はないですか．それと診察に必要なことはだいたいお聞きしたのですが，他に伺っておいたほうがいいようなことはありませんか．

P 追加することは特にありません．だいたいお話できたと思います．

解説

医師が理解した内容をまとめて，自分の理解が適切かどうかを確認することは，精神科面接ではあまり重要視されていないが，医療面接では「まとめと診察への導入」として重視されている．自分のことがよく医師に伝わっているという患者の安心は治療への動機づけにもなると考える．

★ 診断と治療計画の説明

Ⓓ うつ状態であることはご自分でもお感じになっていると思います．うつになると気分が重いだけでなく，食欲や眠りも悪くなりますし，体が疲れやすいという症状もよく出ます．うつ状態というと何かストレスになるような環境の変化があったはずと考えがちですが，必ずしもそうではなく，原因は特にないままに急に気分が落ち込んでくるようなタイプのうつ状態もあります．うつ状態ではある程度重症の方では抗うつ薬が効くと言われていますから薬のことも考えますが，同時に上司との関係もとてもストレスになっているようですから，そちらのほうも何か対応が必要ですね．

　薬については，あなたくらいのうつの重さの場合，抗うつ薬の効果が何も飲まない場合より確実にすぐれているとも言えません（☞ 181ページ参照）．とりあえずは休養を十分にとって，起きる時間や寝る時間，食事時間などを規則正しくして，様子をみるという手もあると思います．朝早く目が覚めるという症状もあるので，午後以降にコーヒーやお茶を飲まないようにすることも大切です．あと，抗うつ薬が確実に効かないというデータがあるとも言えないので，少し試してみて副作用がなければ続けてみるという方法もあります．その場合でも生活を規則正しくすることは重要です．

　会社のことはどうしましょうか．産業医の先生などに連絡をとって，部署を変えてもらうという方法も考えてよいと思いますが，とりあえず規則正しい生活にして，あるいは少しの期間仕事を休むのもよ

いと思います．「原因は特にないまま気分が落ち込んでくるようなタイプのうつ状態」では生活習慣を変えるだけで，自然の経過かもしれませんが，うつがよくなってくることも多いようですから．

> 解説
>
> うつ状態の場合，それに関する説明と治療方針の提示自体が治療の一部，つまり精神療法であると思う．すなわち**医師の知識の程度とそれに基づく説明によって経過が左右される**．筆者はうつ状態で，身体疾患や薬剤に起因する精神症状ではなく，かつ統合失調症の症状も認めない場合，重要なのは，①うつ状態の重症度を基に抗うつ薬の必要性を判断して，患者に説明する，②環境要因で対応可能なものを探して，患者とともにどう対応したらよいか考える，③生活上の注意(就寝起床のリズムを保つ，コーヒーやお茶の摂取は適度に，など)を確認する，と考えている．以前は内因性うつ病や神経症性うつ病などという言葉を用いたこともあったが，これらを厳密に分けることに治療上，あまり意義があるとも思えないため，最近は重視していない．

★ 女性患者への One More Question：月経・妊娠の確認

解説

女性の場合，精神症状と月経の時間的関係，妊娠の有無，経口避妊薬服用の有無は必ず尋ねておく必要がある．月経前気分障害が疑われて精神症状が著明な場合は婦人科医との連携や抗うつ薬処方などを検討する．妊娠の可能性があれば，薬物療法はリスク・ベネフィットを考えて，慎重にすべきであるし，経口避妊薬は薬剤性の精神症状を起こしうる．これらの確認は治療が始まってからでは遅く，聞きにくいこともあるので，初診時に確認しておくべきである．

【問診例】

D 治療を始める前に伺っておかないといけないのですが，生理は順調ですか．気分の落ち込みが生理前にひどいとか，生理の時期と関係しているということはないですか．

P 生理は順調ですが，特に気分が生理と関係することはないです．

D 初めての診察の時は必ず伺うようにしているのですが，現在妊娠している可能性はないですか．それと経口避妊薬（ピル）を今飲んでいませんか．

P 妊娠している可能性はないです．ピルを飲んだことは一度もありません．

2 心気症が疑われる症例

> **基本データ** ▶ 56歳，女性，主婦，X年9月B日初診
> **主訴** ▶ 口が開けにくく，顎の関節のあたりが痛い

精神科初診までの経過と口腔外科医の対応

☆ 身体科医から精神科医への紹介

3年ほど前から「口が開けにくいと感じることがあり，大きく開こうとすると顎の関節のあたりが少し痛い」という症状を認めたが，日常生活にそれほどの支障はないため放置していた．約2カ月前から増悪傾向にあるため，X年3月にA病院口腔外科を受診した．口腔外科医による診察の結果，無理をすれば正常範囲内の開口が可能であったが，開口時に軽度の痛みを訴えた．開閉口時に軽度の顎関節雑音を認め，X線検査では関節頭に軽度の変形を認めた．担当の口腔外科医は確かに他覚的な所見はあるがその程度に比べて自覚症状が非常に強いことから，精神科医に相談することを考えた．

口腔外科医は以下のように患者に説明した．

「口が開けにくいとか，大きく口を開けると痛いという症状はしばしば顎の関節の異常で起こります．X線写真をみると確かに顎の関節

にちょっとした異常はありますが，この異常だけであなたの症状をすべて説明できるとは言えません．実際，何も症状がない人でもX線検査をするとこの程度の異常がある人もいます．顎の関節にかかる負担を軽くするためにマウスピースを用いる方法はありますが，この程度の異常であれば，絶対に必要とはいえず，使って楽であれば使ってみるという程度に考えておけばよいでしょう．口の開けにくさやその時の痛みには人それぞれが持つ口の開閉に関係する筋肉の緊張しやすさの度合いや感覚の敏感さ，さらにそれに関係する自律神経の機能などが関係するといわれています．何も顎に異常がないのに口の開けにくさや痛みを感じることもありますし，軽い異常で起こる症状や痛みが敏感さで強く感じられることも多いと言われています．私はそういう面は専門ではないので，自律神経や心身症を専門にみている精神科医に一度相談してみたいと思いますが，どうでしょうか．もしその精神科医が問題ないといえば，こちらでマウスピースなどを中心とした治療を行おうと思います」．

> #### 解説
>
> いわゆる心気症や，近年の身体表現性障害や somatic symptom disorders（DSM-5）に含まれる疾患では，身体に異常所見がないにもかかわらず強い自覚症状を訴える症例や，軽度の異常所見はあるがそれに比べて自覚症状が強い症例が問題となる．後者の場合，身体科医の中には他覚所見がある場合は精神科医はみてくれないと考えている者もおり，極端な場合，精神科医に依頼

した後で新たな異常所見が見つかったら恥であると考えていることもある．一方の精神科医の中にも，「身体疾患をきちんと除外してから依頼してほしい」とか「身体に異常があれば，まずそれが原因と考えたほうがよい」などと口にする者がいる．身体科医とそれを受ける精神科医が患者に対して適切な説明を行い，かつ両方の医師が一方の医師の考え方や説明を正しく理解してはじめて，良い連携が始まると考えられる．

　ここで示したのは，筆者が身体科医に対してこのように患者へ説明してほしいと考える説明の仕方の１つであり，重要なのは以下の点である．これは精神科を受診した患者に対する精神科医の姿勢ともほぼ一致する．

・身体所見については軽度の異常であってもきちんと説明する．
・身体科医としてできる治療と，その治療がどの程度有効であるかを伝える．
・「身体の異常が軽度，あるいはないこと」イコール「精神的な原因がある」と理解される説明をしない．すなわち安易に「精神的なものである」と言わない．精神的な原因があるかどうかは精神科医の診察で決まることであり，それを身体科医が言うことは医学的にも正しくない．
・身体科医の知識では説明できないある種の敏感さについて，精神科医という別の分野の専門家に相談する過程であり，もしその専門家が「自分の立場からは問題ない」といえば，再び身体科医が診療に当たる．

- 「身体には何も異常がないのに症状がある」と伝えるよりも，「軽度の異常による症状が筋肉の緊張や敏感さで強められているのかもしれない」という説明のほうが患者に受け入れられやすい．「全く異常がない」と判断するのは非常に難しく，医学的にも後者のほうが適切であろう．
- 紹介先が類似の問題について身体医がいつも相談している精神科医であり，両医師が連絡をとりやすい立場にあればなお良い．

精神科初診：治療への導入

★ 予診

初診時の患者はやや緊張していた．しかし口腔外科医が患者に「精神科医が『精神科の治療は必要ない』と言えば，口腔外科的にできる範囲内の治療をします」と伝えていたこともあり，身体科から紹介された心気症患者にしばしばみられる「とうとう精神科の患者にされたという失望や怒り」は目立たなかった．本例は大学病院で担当した例であるため，まず予診担当医が病歴を中心に問診を行った．

解説

身体科医の紹介の仕方によっては，「精神科患者として扱われた」と怒って精神科医による十分な診察に至らない患者がいる．

日頃から，紹介元の身体科医と紹介先の精神科医が適切な説明や紹介の仕方を議論したり相談したりしておくのは有意義である．一方的な身体科医の論理を患者に説明して精神科に紹介された場合，精神科治療の導入は困難になる．身体科医の中には精神科医と話し合うことに積極的でない者も多いが，患者の症状改善を考えれば無理をしてでも話し合う場をもつべきである．

　大学病院などの研修病院では学生や研修医が予診をとることが多い．予診の目的は施設によって違うと考えられるが，例えば大学病院では「学生の研修を兼ねている」など，率直に理由や目的を患者に説明すべきである．患者が最初に出会う医師の態度はその後の治療に影響するため，予診の目的を十分説明すべきであり，上級医師は，予診をとる者に対して適切な問診法を授けておかねばならない．

☆ 身体科医との連携に関する説明

　まず担当の精神科医は，口腔外科医が紹介時に患者に対して行った説明の内容を確認し，同じ考えであることを伝えた．次に口腔外科医の紹介状をみながら，患者の身体症状と身体所見について確認した．さらに「もし精神科医が診ている途中で顎の症状に変化があったら，遠慮なく伝えてください．病気であるかぎり新たな症状が出る可能性は否定できませんし，症状によっては新たな検査が必要になることも

ありますので」とも伝えた．

> **解説**
>
> 　精神科医はできるだけ紹介元の身体科医と身体所見を話し合っておく必要がある．もし話し合えない場合は，身体科医の話した内容を患者から聞き出して，身体科医と精神科医の説明に大きな矛盾が生じないようにすべきである．もしずれが大きければ患者への説明の前に身体科医と話し合う必要がある．もし紹介元の身体科医の説明が不適切な場合は慎重に修正していかねばならない．
>
> 　「精神科医には身体のことがわかるはずがない」という患者の理解や，「精神科にまわされると身体科ではもう診てもらえない」という不安は，精神科治療の妨げになる．精神科医が治療を開始しても身体科医に定期的に診察してもらうことが可能であることを伝える．患者にとって紹介理由や経緯はわからないことが多いので，このような内容はきちんと言葉で伝えておくことが重要である．**「身体の診断は身体科医の仕事，私の仕事は精神を診ること」のような態度では，心気症の治療はできない．**

病歴の聴取と診断

☆ 病歴の確認

　病歴は以下の通りであった．20歳代後半から頭痛や胃痛を感じることが多く，具合の悪い時は鎮痛剤や胃腸薬を服用していた．37歳時，長男の中学校受験を契機に不眠を呈し，近所の内科医から抗不安薬を処方されたことがある．今でも眠れない時のみ服用しているが，薬の量は2週間分が3〜4カ月でなくなる程度である．48歳時，手のしびれを感じたため，B整形外科で検査を受けたところ，軽度であるが頸椎に変形があるといわれ，薬物療法と牽引を受けた．

　50歳頃より開口時に顎の関節に違和感があり，時には痛みを伴うようになった．3カ月前，家族と一緒にピーナッツを食べたときから症状が増悪した．A病院口腔外科受診までに2カ所の歯科を受診．1カ所目では「高い歯を少し削って高さを調節してみよう」と言われたが，何となく心配で通院を中止した．2カ所目では「顎関節に異常はあるが，あなたの自覚症状を説明できるほどひどい異常ではない」と言われたが，患者が症状を執拗に訴えたため，A病院口腔外科受診を勧められたとのことであった．

> **解説**
>
> 身体愁訴を訴える症例で，過去にも同様の症状があったか，別の身体部位で原因のはっきりしない身体症状を認めたことがある

か，今回症状が出た時点は「屈曲点」とでもいえるほど明確であるか，などを患者や家族に尋ねることは重要である．「神経症」概念が臨床で生きていた頃は，「屈曲点が明確でなければ心気神経症，明確であれば若年では統合失調症，中高年以降ではうつ病を疑え」と教えられた時期もあった．

　口腔のような外科的処置を行いやすい部位で，かつ治療の指標が噛み合わせのような自覚症状である場合，心気症状との関係を検討されないまま，削合，抜歯，義歯装着などの処置を受けることがある．一般に身体に少しでも異常が見つかればその治療を優先させる医師が多い．しかし常に精神面の関与を考えてほしいという点は，折りにふれて精神科医から身体科医に伝えなければならない．心気症状が関係している身体愁訴に対して，身体疾患とみなされて受けた治療は精神科治療への導入を難しくするし，精神科治療がはじまった後も精神科の治療中断につながりやすい．

　精神科治療に円滑に導入するためには，このように過去の治療歴を聞き，それと精神科治療との関係を患者に説明することが重要である．

☆ 主訴以外の症状の有無と内容の確認

　主訴以外の精神症状については「痛みがずっと続いているので気分はよくない」「何の病気なんだろうと不安になることはあるが，病気

を心配しているというより，この痛みを何とかしてほしい」と答えた．症状は単純に「痛い」「口が開けにくい」であり，体感異常や体感幻覚，させられ体験を疑われる訴え方ではなかった．意識障害，認知症を疑わせる所見も認めなかった．

> 解説
>
> 主訴は身体症状であっても，精神現在症は項目に沿って総合的に評価すべきである（☞25ページ参照）．「まさかこの症状の患者で…」と言いたくなるような状況で，思わぬ認知症症状や強い抑うつ感が見いだされることは少なくない．筆者は痛みが強い場合，仕事の能率が下がって社会機能が落ちやすいことを説明し，"100－7"の連続引き算検査を実施することが多い（☞詳細は26ページを参照）．意識障害や知能低下のスクリーニングとしても活用できる．
>
> 自覚的な身体症状が強い場合は，体感異常や心気妄想，させられ体験などが関係していないかを確認する必要がある．最近，患者が，医師の理解しにくい身体愁訴を訴えるとすぐ体感異常（セネストパチー）と診断する医師に出会ったことがあるが，安易に決めつけるのではなく精神医学用語は定義を十分吟味して正しく用いるべきである．
>
> また，身体愁訴に対する精神医学からの評価として，患者が「病気が重篤である，死に至る可能性がある」ことを心配しているのか，「病気自体の心配よりも，今のこの症状を何とかしてほ

しい」と考えているのかを尋ねることは重要である．狭義の心気症状は前者であるし，体感異常では後者が圧倒的に強い．この部分を患者に質問し，患者の訴えを理解したことを患者に伝えるのはまさに共感であろう（☞共感については20ページも参照）．

☆ 生活歴の確認

　生活史としては，高校卒業後，会社に勤務し，25歳で結婚，結婚後は家事に専念していたが，次男が小学校に入ったころ(40歳)から保険会社に勤務していた．性格はかなり神経質なほうで，患者が「胃が気持ち悪い」「頭が痛い」などというのを家族はいつも耳にしており，最近は具合が悪いといってもあまり相手にしていないとのことであった．現在，夫60歳(会社員)，長女28歳，次男22歳(大学生)，義母84歳(無職)と患者の5人暮らしで，精神障害の遺伝素因は認めなかった．

解説

　心気症状が長期にわたると「具合が悪いといってもあまり相手にしない」という態度をとる家族が増え，それによって患者はさらに「誰も私のことをわかってくれない」と怒りを見せたり，落ち込んだりする．いきなり家族に姿勢を変えさせるのは無理だとしても，患者が家族に対してもっている不満を精神科医は理解す

べきであり，これも重要な共感である(☞共感については20ページも参照)．

☆ 診断

元々身体愁訴を呈しやすく，今回の顎関節に関する症状も，顎関節の異常が関係している可能性はあるが，心気症状が強く修飾していると推測された．DSM-IVによれば，「鑑別不能型身体表現性障害」，あるいは痛みのほうを重視すれば，疼痛性障害の中の「心理的要因と一般身体疾患の両方に関連した疼痛性障害」と診断された．

解説

いわゆる心気症の診断は対応する身体病変が全くない時だけではなく，身体病変があるとしてもそれでは説明できない愁訴が続くという場合が含まれる．「身体病変があるがそれと不釣り合いに身体愁訴が強い」という判断はかなり難しいことがある．身体病変が少しでもあれば，まずそちらを治療してみて，愁訴が改善しなければ精神面に対応するという考えに傾くこともある．しかしあくまで心身両面から評価して，より問題の重いほう，あるいは対処可能な手段のあるほうからアプローチするという基本方針を忘れてはならない．

この症例でも軽度の関節の異常が開口障害や開口時の痛みにど

> の程度関係しているかの判断は難しいが，精神科治療を進めるうえでそれほど厳密にその関係を評価する必要もなかった．このことをそのまま患者に説明したほうがよいと思う．ただその説明のためには，精神科医がその身体疾患に関する知識をもつことや，身体科医と適切な連携のもとで分担して説明するなどの工夫が必要である．

治療方針を伝える

☆ 身体症状に対する治療の説明

身体症状への治療については概ね以下のように説明した．

「口の開けにくさやその時の痛みを顎の骨の変形のみで説明するのは難しいと思います．同じ程度の変形があっても痛みに関する敏感さや，その敏感さに関係する身体のコンディションによって痛みの感じ方が違います．精神科ではこのように自分で感じる症状が実際の身体にある異常よりも強い場合は心気症とか，疼痛性障害などという病名を使いますが，だからといって精神科の治療が絶対に必要というわけではありません．今日は今の症状をどう考えるかについて説明したので，あなたの受け止め方にも変化があったと思います．まずは睡眠を十分とり，規則正しい生活を心がけて，2週間ほど様子をみてはいかがでしょうか．もちろん，抗不安薬や抗うつ薬という精神科医がよく

使う薬は不安感や憂うつ感に効くだけではなく，痛みに関する敏感さを抑えたり，筋肉の緊張を緩めたりする作用があります．しばらく様子をみた後で症状がよくならなければ，薬を飲んでみるという方法もあるでしょう」．

> 解説
>
> このような症例では医師が考える症状のメカニズムや心と体の関係などを説明するだけで症状が和らぐことが少なくない．適切な説明ができれば，薬物療法を実施する前にしばらく時間をおいたほうがよい．
>
> 薬物について説明する場合，精神症状をとるのか，疼痛閾値を上げるのか，筋弛緩作用に期待しているのか，可能なかぎりその目的を明確に伝える．どれが明確な目的というわけではなく，複合的な効果を期待するという姿勢は安易な薬物療法につながりやすい．まれに薬効のないプラセボを通常の薬剤のように説明して処方しているなどという話を聞くが，それはすべきでない．

☆ 精神症状に対する治療への説明

精神的な問題の関与や対応については，「実際の体の異常に比べて，自覚症状が強く出る人の中に，ストレスや悩みをもっている人や性格的に敏感な人が多いという考え方もあります．みんなが悩みやストレ

スをもっているとは限りませんが，自分を振り返って，もし何かあれば話してください．それが顎の症状に直接関係しているかどうかはわかりませんが，ストレスや悩みに対しては，顎の症状との関係を簡単に判断することは難しいので，それはそれで相談にのり，対処していきたいと思っています」と伝えた．

> **解説**
>
> 　精神面への治療にどう言及するかは重要である．筆者はこのように，身体症状と精神症状をあまり関係づけないで扱うのがよいと考えている．精神面が身体症状の原因であるというと患者も抵抗があるが，悩みの相談であれば比較的抵抗は少ない．関係の評価は医学的にも難しい．治療を始めてからしばらく精神面について患者が話さなくても，あわてて探り出す必要はないと思う．
>
> 　心気症においては，「身体愁訴が精神的な問題に起因する」と患者が理解することが病識であり，病識を持たせることが精神科治療では重要であるという考え方もある．しかし心気症状が精神的問題のみによるといえるほどの研究成果を精神医学は提供できていない．「なぜ精神的問題が原因になっていると先生は考えるのですか」と患者に質問された時，「身体に異常はないから」という程度の答えしか用意できないのであれば，安易に「精神的問題に起因する」とは言わないほうがよい．不適切な形で精神的な問題を指摘することは，その後の治療の妨げになる．

治療開始後の経過

☆ 薬物療法に関する説明

2週間後の来院時,患者から「先日,なぜこんな症状が出るのかについての説明を聞いて少し安心したせいか,痛みがましになった感じがします.でももし薬が少しでも効くのであれば,飲んでみたい」との相談があった.そこで,抗不安薬であるロフラゼプ酸エチル(メイラックス®)を,効果の可能性と立ちくらみや眠気などの副作用を詳しく説明し,半錠(0.5 mg)/1日1回夕食後 から開始した.

解説

薬物療法では,効果と副作用を十分に説明し,患者と相談の上〔shared decision making(☞後述,115ページ参照)〕用いるかどうかを決定する.心気傾向の強い患者では副作用が自覚されやすく,服薬の中断や新たな心気症状の形成につながりやすい.添付文書に記載されている用量では副作用が強く出ることが多い.**常用量より少ない量から始めて漸増したり,就寝前の服用量を増やすなどの工夫が必要であろう.**副作用の強い抗うつ薬を用いる場合は特に慎重にしなければならない.

☆ 精神的な問題に関する患者からの相談

　患者は1カ月後には「確実に以前よりよく眠れています．元々心配性ですが，少し気分が楽になっているように思います」と話した．また，「口を開けにくい感じは少し減ってきたような気もしますが，顎の違和感や痛みはほとんど変わりません」とのことであった．1カ月を経過した頃より「次男の大学入学頃から，子どもが2人とも手を離れてうれしく思う反面，何となく寂しい気持ちがありました．姑はまだ元気なのでかなり気を遣って接していましたが，最近は前よりもっと神経をつかっているように思います．他の家族が誰か家にいる時はいいのですが，姑と2人だけになると気が重いです．次男が大学に入って，高校時代よりは自宅にいる時間が減ったことも関係しているかもしれません」などと自ら話すようになった．そのような話が出るようになる時期に一致して「時々寝つきが悪い日がある」と訴えるようになった．顔つきも初診の頃よりは少し憂うつそうに見えたが，そのことを尋ねると「顎がこんな状態だから明るい気分であるとは言えませんし，姑のことを考えると少しいやな気分になります．でもそんなに憂うつというわけではありません」と答えた．筆者は患者の語る精神的な問題と顎の症状の関係については何も言わずに，患者の精神的な悩みは悩みとして，相談にのる形で聞いていた．

> 解説
>
> 患者が精神的な問題を話し始めても，それが身体愁訴に関連す

> るとすぐ考えるべきではないし，そう説明すべきでもない．安易につなげて説明すると治療が中断しやすい．患者が「こういう精神的な悩みが強い時には体の具合も悪くなる」というように自ら話題にする時を除けば，治療のどの段階においても，医師の側から積極的に心身の関係を取りあげる必要はないと思う．

☆ 家族への説明

　3カ月を経過した頃から，姑への対応について夫に相談しても，夫があまり話を聞いてくれないと不満をもらすことが多くなった．夫に話しかけても「仕事で疲れているから」とそのまま寝てしまうことが多く，そんな時はイライラもするし，肩こりや顎のあたりの違和感が強まると述べることもあった．担当医は夫を交えて面接することを提案し，患者も承諾した．夫の来院時，筆者は「もう少しうまくお母様（姑）と奥さんの間に立ってもらうことができないでしょうか．それが顎の症状の原因と言えるわけではありませんが，奥さんの悩みの一部になっているのは事実です」などと説明した．夫は「妻が母との関係で苦労していることは前からよく知っています．一時は別居も含めて対応を考えたことがありますが，結局何もできないので，ここ数年は何もしていませんでした」などと述べた．

解説

　家族や患者の周囲の人の問題点が治療過程で浮かびあがってきたら，それに応じた対応をしたほうがよいことが多い．患者以外の人を呼ぶ場合は，必ず患者に理由を説明して同意を得ることが必要である．

　家族に対して患者の悩みを伝えた場合，すでに多少はわかっているか，少し説明すれば理解を示す家族と，全く理解せず，患者自身の問題を自分たちにまで広げられると迷惑であるとでも言いたげな態度を示す家族とがある．後者の場合，治療は進みにくい．

　筆者は，患者だけでなく患者を取り巻く環境全体に対して治療を行われなければならないことを強調するため，以下のような説明を追加することもある．例えば「実は家族全体で解決しないといけない問題点を，今は患者さんだけが背負っているといえるかもしれません．本来は他の家族の誰かがもっと強い悩みを感じても不思議ではありません．いろいろな方を治療していると，患者さんの治療が進んでよくなるとともに，他の家族の方に不安感や憂うつ感が出てくることもあります」といった内容である．環境や性格に起因する症状を有する患者ではこのような内容を患者自身と家族に伝えるだけで，患者自身の症状が和らぐことが少なくない．

★ 家族に症状が現れたときの対応

　その後，1カ月に1回程度は夫にも一緒に来院してもらい，姑に対する対応の進行状況などを尋ねた．夫が来院して約2カ月後には，夫の帰宅時間は以前より少し早まり，患者は週3日，1日3時間，パートタイムとして近所の商店で働くことになった．一方，時に夫自身が対応への苦労からか不眠を訴えることがあり，自宅近所の内科医から頓服として睡眠薬を処方されることがあるとのことであった．

> **解説**
>
> 　家族が積極的に対応し始めると，患者の悩みや身体愁訴が和らぎ，それに伴い家族の他のメンバーに不安感や憂うつ感，子どもであれば不登校や非行などの問題行動が出現することがある．同一症例の中で身体愁訴や不安・抑うつなどの神経症症状が軽快するとともに，異なる症状が出現することを症候移動（☞後述，140ページ参照）というが，これが家族という組織の中で起こっているかのようにみえる．家族への面接の初期に，治療の途中で家族の悩みが強まることもあり得ることを，あらかじめ説明して同意を得たうえで，家族全体に対する治療を開始することもある．

☆ その後のフォロー

　患者自身が仕事を始め，夫の対応も変わってくるのに伴い，顎関節周囲の違和感や口を開けにくいという症状は改善を示した．特にパートタイムの仕事を患者自身が気にいっていたせいもあろうが，仕事中はほとんど気にならないこともあると述べるようになった．しかし自宅に戻るとその日の姑の状況とは関係なく，症状を認めていた．口腔領域の症状について，「なくなったわけではありませんが，この程度であればあわてて口腔外科で治療してもらわなくてもいいです」と述べ，以前ほど口腔外科での治療に固執していない．精神科の担当医は2〜3カ月に1回程度は口腔外科医に患者の診察を依頼しているが，特に顎関節の病変に進行は認めていない．精神科初診から1年以上経過しているが，特に増悪なく，1〜2カ月に1回程度通院中である．

> #### 解説
>
> 　心気症の治療目標を身体愁訴が完全になくなることに置く必要はない．苦痛が弱まり，社会適応がある程度改善されれば，あとは悩みを聞いて，支えるように面接を続けるのがよいと思う．治療が適切な形で進んだ場合，精神的な問題と身体愁訴の関係に患者がどこかで気づいたように話すことが多いが，それが医学的に事実とも言い切れないので，その理解を深めさせるような方向で面接を進める必要はないと思う．
> 　身体症状が軽快しつつある時，改めて身体科医の診察を受けさ

せる必要はないという考え方もあるが，筆者は定期的な受診を勧めている．その理由として，第一は身体症状が軽快しても患者は心のどこかで実は身体に何か病気があるのではないかと心配していることが多いこと，第二は身体の異常がないことを確認することが，その都度，精神面をより深く考える推進力になることなどのためである．

　心気症の治療と直接の関係はないが，紹介患者の経過について非常に気に懸けている身体科医は少なくない．紹介患者について初診時だけでなく，治療途中でも時々，患者の同意を得て，紹介元の身体科医に経過を知らせることは，リエゾン精神医療に携わる者の義務であろう．

COLUMN 1

「あなたもうつ病」キャンペーン？

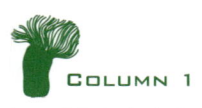

「製薬会社主導の『あなたもうつ病』キャンペーンってどう思う？」と同僚医師に冗談まじりに聞かれたことがある．たしかに最近，新聞や雑誌，webなどで，「うつ病は誰でもかかる病気だが，適切な薬物療法で治る．うつ病を早く見つけて治療しましょう」式の，一見，啓発とも広告ともわからないような記事を目にする機会が増えた．たしかに発信元やスポンサーに抗うつ薬を発売している製薬会社が関係していることが少なくないらしい．

そんなことを気にかけている時，『精神疾患はつくられる―DSM診断の罠』（日本評論社）という翻訳本を見つけた．記述はかなり極端であり，そのまま受け入れることができない部分も多い．ただ「うつ病の診断基準を甘くする，あるいは閾値下うつ病や軽症うつ病の概念を用いることによって，抗うつ薬処方が促される」「こんなやり方では人生の正常なアップダウンまで病気にされる」「製薬産業のマーケットシェアの拡大を考えればこんなことは当然だ」などの意見は興味深い．その背景にはDSM作成過程における製薬会社の多大な経済的援助も関係しているらしい．

日常臨床の印象をいえば，うつ病の早期発見，早期治療の実現までは距離が遠い．一方，精神科医以外の医師でも処方しやすい抗うつ薬が発売されたかのような情報のせいもあるのか，安易で不適切な抗うつ薬処方は増えているように思う．

もともと医療は商売と離れたところで動き，近づいてはいけないと信じられてきた．しかし昨今の医療費における自己負担の増加，株式会社の医療への参入や自費診療などは，患者も医師も経済面まで考慮して治療を選択せねばならない時代に入ったことを示している．知らないうちに商売に巻き込まれていたなどということのないように，患者と医師がよく話し合って医療を進める必要がある．

　（こころの科学 No.111，2003年9月より一部改変）

第4章
診療の基本

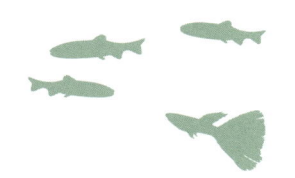

患者に不快感を与えない服装を

　一般的に医師が着用する白衣は，診察室での患者と医師の役割関係を作り出し，適切な診察を進めるのに役立つという考え方の一方で，精神科では白衣が医師の権威付けのような役割を果たすことを避けるため，白衣を着ないという考え方もある．いろいろな考え方の精神科医が自らの信念で服装を含む診療姿勢を決めることで問題はないが，**重要なのは「この格好の先生の診察は受けたくない」と患者が思うようなものを避けることである．**ネクタイを締めていなくても，ピアスをしていても，適切な患者-医師関係を保つだけの診療能力があれば問題はない．しかし経験の少ない医師は多くの人が不快に思わない標準的な服装をしているのが無難だと考える．

診察状況に応じて患者と医師の位置関係を考える

　医師と患者が対面の形で座ると患者は圧迫感を感じて話しにくいため，四角い机の隣り合う辺に患者と医師のいすを置くのが話しやすいといわれる(**図3**)．これも先ほどの服装と同様，通常の精神科面接ではそれほどこだわることはない．特に電子カルテが普及し，モニター画面と患者の表情の両者に目をやる必要がある場合は，かえって対面のほうが，少し視線をずらすだけで両者が視野に入るという利点も無視できない．

　むしろ検討すべきは，初診の患者で急に興奮したり，診察室から飛

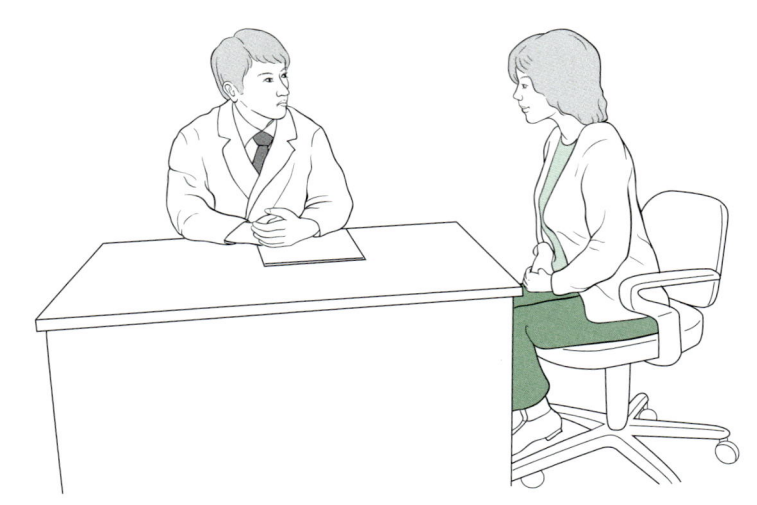

図3 患者と医師の位置関係
四角い机の隣り合う辺に座るのが話しやすいといわれる．

び出す可能性のある場合である．前者では，医療スタッフ自身のリスクマネジメントの観点からみると机を挟んだ対面のほうがよいと思えることもあるし，医療スタッフが診察室の出入り口近くに座ったほうがよいという考え方もできる．後者では診察室の入り口や窓から患者用いすまでの距離がある程度あったほうがよい．

患者と医師の距離は，診察室での診察であれば，だいたい机と座る位置との関係で決まってくるであろう．入院中の患者の診察ではベッドに腰かけたり，寝ている状態で診察することになり，距離や視線の不適切さが現れやすい．医師が普通に立って話すと見下ろすことになりやすいが，見下ろすような位置関係はできるだけ避ける．目の高さ

は同じか，医師のほうがやや下になるほうがよい．

「患者にとっても，自分にとっても，話しやすい距離をとるように」と研修医に伝えたとき，まれであるが，周囲から見ると異常と思えるほど近い距離で話す者に出会ったことがある．その医師が考える至適距離では，患者が不快に感じるかもしれないと思われる場合は，周囲が率直に印象をその医師に伝え，議論することが重要であろう．

相手の目を見つめすぎない

面接では目をみて話すことが重要と教えられることが多いが，見つめすぎると患者も医師も圧迫感を感じることがある．基本的には日常生活で家族以外の比較的親しい人と話す時の視線や距離でよいと考える．筆者は患者の顎のあたりに視線を置き，時々目元に視線を移すのを基本とし，時々診療録に，電子カルテの場合はモニター画面を見るようにしている．キーボードはブラインドタッチが当然であるが，特殊なキーの場合は手元を見るのもやむをえない．

ゆっくり話す

話し方ははっきりと聞きやすい話し方を心がける．医師ごとに言葉の明瞭さに違いがあるのはやむをえないが，少なくとも**患者の理解を確かめながら，ゆっくり話すことは大切**である．

大きめの時計を見やすい場所に

　最初から時間を決めて行う精神療法などは別にして，通常の診察は時間を気にしつつ，次の患者さんを待たせすぎないようにと気遣いながら行うことが多いため，時計は見やすい場所にあるほうがよい．最近ではモニターに目をやるときに画面の時計を見られることが多いが，筆者は医師の視線の正面の壁に年配の医師でも見やすいような大きめの時計を設置することを勧めている．

第5章
初診時面接・初期対応

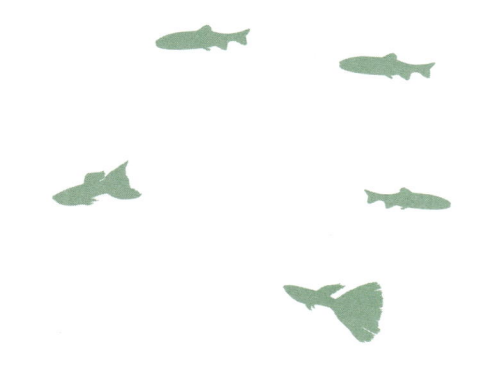

1 診療の枠組み

患者と家族, どちらの話を先に聞くか

まず患者の話から聞くのが大原則である．初診時に，患者と家族が一緒に診察室に入ってきた場合，家族同席で話を聞いてよいのか，それとも患者だけで話を聞いたほうがよいのかを患者に確認する．患者が家族も同席でよいと言う場合は同席で話を進めるが，同伴している家族に気を遣って「同席でいい」と言っていることも多いので，筆者はできるだけ最初は患者のみの話を聞くようにしている．家族同席の場合も，患者本人だけに聞いたほうがよいと思われる内容が出てきたら，本人とだけの面接時間をとる．患者が「家族がいないところで話をしたい」とはっきり意思表示するようであれば，それに従い，家族には「患者さんとの話が終わった後，必要なことを説明します」と告げていったん退室してもらう．

家族が患者面接の前に，「少し家族だけで話をしたい」と希望することがある．患者が一緒に来ている場合は患者に家族のその希望を伝えて，どうするかを決める．診察では，本人だけと家族だけ，同席のすべてをとるほどの時間はないことが多い．適宜状況を判断した説明と対応が必要であろう．

患者が「家族には話してほしくない」，また家族が「患者には話してほしくない」という前提で話をしようとするケースもある．こんな

とき，前者については「緊急時以外は話すことはない」として聞くことが多い．また後者については，筆者は「患者さんに話さないという前提で聞いても，ほとんど治療に役立てようがありません．同席でお話を聞けるような工夫ができないでしょうか」と，とりあえず家族に再考を促すことが多い．精神病性障害や認知症など，患者からきちんとした情報を得るのが難しい場合は，もちろんこの限りではなく，状況を考慮した対応が必要である．また家族からの情報が「昨晩，自殺しようとした」などの急を要する情報である場合もあるので，一律の対応は難しい．ただ，「患者には話してほしくない」と家族が述べる場合は，その家族が多少なりとも患者の精神症状の環境因の一部となっていることが少なくないという印象はある．親が「子どもには言わないでもらいたいんですけど…」と話してきた時，どこまで子どもに話してよいか親と妥協ラインを探すことは，すでに治療の一部として重要であることが多い．

家族が患者の知らない遺伝素因を伝えようとする場合，また配偶者が同伴している時に患者や家族が配偶者に話していない過去の精神病性エピソードなどを医師に伝えようとするような場合は，対応が非常に難しい．内容によっては家族内の話し合いによって情報共有を促したほうがよいことも多い．例えば挿話性精神病性障害では，過去のエピソード数によって寛解後に服薬が必要な期間も変わってくるであろうから，最終的に配偶者が知らないままに治療を続けることは好ましくない．とにかく「家族だけの話を聞く」のも「家族だけの話を聞くことは避ける」のも，どちらかの原則だけを貫くのは不適切であり，

次にどのように対応するかが非常に重要となる．

個人情報と守秘義務

医療において医療スタッフが守秘義務を守るのは大原則であるが，臨床現場では状況に応じて検討すべきことが少なくない．ここではよく出会う場面をあげてみる．

❀医療スタッフ間の情報共有

初診時には患者に対し，「病院で話したことは決して外に漏れない．もし家族や会社に伝えざるを得ないことが出てきたら，あなたの同意を得てからにする」と伝える．患者が「このことは看護師さんにも知られたくない」とか，また看護師に対して「先生には伝えないでほしいのですが…」などと訴える場合がある．このような場合，筆者は，「医療機関は医師ひとりが治療しているわけではなく，あくまでチームで診療に当たっています．スタッフが情報を共有しないというのは治療上マイナスになると考えるので，それはできません」とはっきり伝えるようにしている．

❀家族が患者とは別に面接を希望する場合

家族が患者のいない場面での面接を希望する場合，患者の許可があれば話の場をもつことが多いが，「お話を聞くことはできますが，医師から患者の話や病状を勝手に伝えることはできません」とあらかじ

め患者と家族に伝えるようにしている．そして家族に対して，医師が患者の病状などを話す時は原則としてあらかじめ話す内容について患者の同意を得て，できるだけ患者と家族同席下で面接する．

　このような対応は，患者の個人情報を守るという点では重要であるが，一方で時に家族から「これほど家で家族が困っているのに，あの先生は家族の話を全く聞いてくれない」「家族だけの時は会ってくれない」などの不満の声が寄せられることもある．家族は医師が面接室では得られない情報をしばしばもっていることがあり，また家族の不満は治療の妨げにもなり得る．そうしたことを考えると，**家族の不満を高めず，また家族からの情報も治療に差し支えない範囲でできるだけ得ようとする姿勢はもちたいと思う**．

🍁 会社の産業医からの問い合わせ

　時に会社の産業医から患者の病状について問い合わせがある．中には「自分も医師で守秘義務があるのだから」という理由で，担当医から話を聞けることを当然と考えているような産業医に出会うこともある．このような場合はまず医師には守秘義務があって，たとえ医師同士であっても勝手に話せないことをよく説明し，患者本人の同意を得るよう依頼する．筆者は会社関係の人事担当者や産業医に話す時は，微妙な話のずれを防ぐため，できるだけ本人同席下で面接を行うことにしている〔☞ COLUMN 2（次ページ）も参照〕．

緊急性のある場合

「待合室や診察室で強い希死念慮を口にした」「病院には1人で来たものの著明な幻覚妄想状態で病識がない」「会社内で自殺未遂と思われる行為があった」などの緊急性がある場合は，その状況を聞い

COLUMN 2

面接と立場

うつ病で会社を休んでいる患者から「今度，産業医の面談があります．クビにならないためには何に注意して話せばいいですか」と聞かれたことがある．また職場の産業医から，さも当然のことであるかのように，病状を聞きたいと直接電話をもらったこともある．

産業医は，直接患者の診断や治療に当たる主治医よりも企業の人事担当者に近い位置にあり，患者に対する立場が主治医とは異なる．患者が職場の産業医にどこまで話せばよいかと悩むことはよくあるし，産業医も安全への配慮を考えつつ患者から得た情報の流れには慎重であることが求められる．一方，主治医は患者の勤務先やそこの産業医に何らかの情報を伝える場合，患者の同意を得る必要がある．しかし，同意を得にくいが伝えたほうがよい情報をどう扱うべきかに，主治医自身が悩むことも少なくない．このあたりの手順が適切でなければ，従業員対産業医，および患者対主治医の関係は成り立たない．複雑なのは主治医に近い立場

た，あるいは診察した医師の見解をきちんと記録に残して，本人の同意を得ないまま，家族に連絡したり，話を聞いたりするなどの協力を得ることはやむをえない．

にいるはずの職場の医務室の医師が産業医を兼ねている場合で，外部の病院で治療に当たる主治医はその医師の立場をどう理解すべきかとまどうし，その医師自身がみずからの立場をわかっていないかのようにみえることすらある．

　学校でもしばしば似たような場面に出会う．学校カウンセラーの前では一言も発せず，統合失調症を疑われた学生が，病院の医師の前では普通に話したというケースもあるし，学校の先生が「学校カウンセラーや主治医が情報をくれない」と嘆く場面にもしばしば遭遇する．大学に所属する精神科医である筆者は，教員，校医，主治医という3つの立場で学生に関わる可能性があり，その場における自分の立場を学生に対して明確にしなければ面接は成り立たない．

　面接者の立場が曖昧では適切な情報が得られないばかりか，誤った理解につながるという当然の知識を常に確認しておきたいと思う．

（こころの科学 No.136，2007年9月より一部改変）

❋実習生などが教育目的で診療に関係する場合

 筆者が大学病院という教育病院に在籍しているため，しばしば直面する問題は，医学部や心理学部の学生の，診療への同席や，デイケア，作業療法への研修目的での参加である．病院での非常勤職員などの手続きは必須であるが，個々の場面で，患者が彼らの参加や同席を拒否した場合，同席は避ける．最近は受診手続き時に渡される病院案内などとともに，「この病院では学生などの見学があることに承諾してほしい」といういわゆる包括同意を患者に求めていることがある．これがあっても患者が個々の場面で拒否する場合は，同席を避けるべきである．

 ただ，筆者は初診患者で学生や研修生の同席を避けてほしいという患者の希望があった場合，「大学病院は医師や医療スタッフを育てることも重要な役割であり，その教育に病院での実習は必須である」と詳しく説明し，それでも同席を拒否する患者では，初診時のみ患者の希望通りの状況で診察し，その後の診療は同じ水準の治療ができる医療施設で，学生や研修生がいないと予測される施設を紹介することが多い．

2 面接の姿勢と方法

問診項目のリストを見ながら面接してもよい

　面接時に医師がメモを見ながら症状などの有無を確認していくことは，「この先生は十分な知識があるのだろうか」と患者を不安にさせることがある．しかし，初診時に尋ねておくべき情報を聞き漏らすと，後の治療に与える影響が大きい．筆者はそうしたプラスマイナスを勘案すると，**もし確実に情報をすべて聞き出す自信がなければ，メモを見て症状などをチェックしていったほうがよい**と考えている．その場合，より抵抗が少ない方法として，診察前に患者が記入する質問票を用意し，その記入内容を見ながら問診するという方法もある．その場合，自分の診察用に独自に問診票やチェック票を作って，診察で確認する必要がある．

「傾聴」と「受容」が最も大切である

　よい面接を語る時，必ず出てくる用語が「傾聴」と「受容」である．研究者によって定義にばらつきがあるし，医療以外の場面で他人の話を熱心に聞くことも傾聴であると考えられ，面接場面でどのように活かすのか，なかなか難しい．筆者は「相手に関心をもち，言葉から相手の気持ちや考えを知ろうとしながら聞くこと」程度に考えている．

「あなたに関心をもち，知ろうとして聞いている」という姿勢を伝えるためにも，相づちや確認は不可欠であると思う．さらに深く理解したことは共感により伝わる．この医師の共感を示す行動によって，患者は受容されたと感じるのではないか．総じて，**筆者は「あなたに関心があります」というメッセージを出し，かつ共感しながら聞くことが傾聴と受容であると理解し，どのような面接においても必須の面接技術と考えている**．ただ，これは技術というより日常生活の対話において常に心がけておくべきことであるともいえよう．

「共感」はきちんと言葉で伝える

第3章でも触れたが，医療面接において共感は非常に重視され，一般的に「つらいですね」という言葉で表明されることが多い（☞20ページ参照）．これを言えば医療面接の共感の項目は合格点をもらえるかのように考えている学生もいるほどである．共感にも定義がいろいろあるが，筆者は「自分にはあなたと同じ状況におかれた経験はないが，もしおかれたとしたら感じるであろう気持ちを言葉にして相手に伝えること」と理解している．表情や話し方で共感が伝わるなどという考えもあるようだが，言葉できちんと伝えたほうがよい．

以前，「快の気分を推測して共感するのはどうか」という議論に出会ったことがある．会社を定年になって落ち込んでいるが，同時に孫が誕生した患者に対して，医師が「お孫さんができて楽しいこともあるじゃないですか」と言うことが適切か，という問題である．共感の

定義を「医師が，自分があなたと同じ状況におかれたら感じるであろう気持ちを言葉にして相手に伝える」とすればそれは共感であろうが，苦痛な症状をなんとかしてほしくて受診している患者に対し，**快の気分を推測して共感しても面接には有用でないことが多い**．時には「この先生は私の苦しみを何もわかってくれない」といった患者の気持ちを生むこともある．快の気分への共感は日常生活ではコミュニケーションの円滑化に役立つかもしれないが，精神科面接ではマイナスに働く可能性が大きいと考えたほうがよい．

　似たような問題として，夜中に胸痛を認め，心筋梗塞を心配して来院した患者に，過去に自分自身が同様の胸痛を経験したことのある医師と，経験したことのない医師はどちらが共感を示しやすいかというものがあった．共感とは面接上の技法であり，もし「自分がその状態になったら」と想像して，その時感じるであろう気持ちを患者に伝えることであると考えれば，経験している医師は，想像ではない自分の経験が話の中に多く入りやすいのに対して，経験していない医師のほうが想像だけで気持ちを示すことができる．経験している医師の場合，逆に「痛かったけれど自分はそれほど長くは続かなかった」とか「自分は何とかがまんできた」といった考えが，かえって共感の妨げになる可能性もある．筆者は医師自身の同様の体験は適切な共感の妨げになる場合が少なくないと考えているが，なお議論する必要があろう．

3 病歴や精神症状の尋ね方

精神現在症の評価を心がける

　精神症状は意識，知的機能，知覚，思考過程，思考内容，気分，欲動などに分けて，異常の有無とその内容を評価するのが一般的で，これを精神現在症とよぶ（☞25ページ参照）．精神症状の評価とはこのように症状を項目に分けて評価することが基本となる．**初診時にはこの各項目の症状について，その有無と，ある場合はその内容が明確になるように記載する．**ない症状についてもないことを記載しておかないと，後日，あるいは症状変化時に「初診時にこの症状はあったのだろうか」と悩むことになり，適切な診断や治療の妨げになりやすい．外来における初診時は時間が限られているため，経験ある医師が，例えば1人で車を運転して来院した患者に対して「知能低下はないだろう」と判断したり，疎通性がよく仕事もこなしている軽いうつ状態の患者に対して「妄想はないだろう」などと推測して，その症状に関する問診を省くことがあるが，思わぬ症状が隠れていることは珍しくないので，できるだけ聞くように心がけたい．

定義に沿って症状を正確に評価する

　筆者は近年，大人の精神医療における発達障害に関心をもつように

なったが，それに伴い「発達障害が統合失調症と誤診されやすい」という意見をしばしば耳にするようになった．「統合失調症と診断されているが実は発達障害ではないか」と来院する患者の中に，確かに誤診と思われる例がある一方，明らかな統合失調症であるにもかかわらず，限られた情報をもとに発達障害ではないかと自分で判断し，薬を中止したために統合失調症症状が増悪していることもある．

　中でも気になるのは，発達障害を統合失調症と誤診している精神科医の診察である．例えば発達障害の代表的な特徴として感覚過敏があるが，発達障害の人が聴覚過敏で音を気にしているにすぎないのにそれを「幻聴」とみなしていたり，また周囲の人の言葉の意味や場の雰囲気が読めないために被害的になっている状態を「被害妄想」と評価していたり，さらには単なるひとり言が十分な問診なしに統合失調症の「独語」とみなされていることもある．これはつまり精神症状が適切に評価されていないということであり，このようなケースは少なくないように思う．幻聴を疑うのであれば，聞こえるのは音か声か，声なら誰の声か，どんな場面でどの程度明確に聞こえるか，どこから聞こえるかなどを確認すべきであるし，妄想であれば，どのような考えを経てそう思うようになったか，妄想の定義にあるように訂正不能であるかなどを確認するのは，精神科における症状評価の常識であろう．にもかかわらず，家族の話や主治医の紹介状だけで判断し，適切な面接なしにしばしば幻覚や妄想とみなされている．もちろんこれまでいわゆる寡症状性統合失調症やパーソナリティ障害といわれてきた病態には自閉症スペクトラム障害が一部含まれているであろうし，知

的障害を合併する場合は鑑別が難しいことも少なくない．しかし，いずれにせよまずは症状を適切に評価することが，正しい診断の第一歩である．

行動の問題の背景にある精神症状を考える

　精神症状を意識，知的機能，知覚，思考過程，思考内容，気分，欲動などに分けて，異常の有無とその内容を評価することを精神現在症と呼ぶというのは前述した通りである．ところが最近，「家の中のものを壊そうとして，止める親を殴った」「面接中に，話を急に止めて，少し経ってまた話を始めた」などの行動をすぐ異常と評価して，詳細な問診もせず「精神運動性興奮」「思考途絶」などととらえる精神科医がいるように思う．よく尋ねてみれば，「実は親とずっとけんかをしていて…」とか「急に気持ちが高ぶってきて，話せなくなった」などと，その症状の背景が明らかとなり，病的な症状として位置づけることはできないことも多い．

　認知症では BPSD(behavioral and psychological symptoms of dementia)という言葉が広まって症状の早期発見や適切な対応が可能になったかもしれない．しかし一方，「徘徊」や「攻撃的行動」などに見えるような状態が現れたらすぐ「BPSDだから」と考えて，理由も聞かずに薬物療法などで対応しようとする医師も多い．よく聞いてみると「めがねを持たせてもらえなくなったから」とか「代わった担当者が前の担当者のように世話してくれないから」など，その行動に

至った背景が明らかとなり，安易な薬物療法は不適切と判断できることがある．

行動の問題は背景にある精神症状が明らかになった時にはじめて，診断に役立つ症状としての意義をもつという点は常に頭に置いておく必要がある．

症状として記載できない言動は慎重に評価する

精神医学では症状から診断を確定し治療方針を決めるという基本的な流れがある．前項で述べたように行動の異常が背景にある精神症状を見いださないと診断や治療に役立たない．同様に患者の訴える話も，どのような精神症状に当たるのかを考えるべきであり，「異常に見える」という評価だけでは意義が乏しい．例えば「考えが浮かんで次々に新しいことを思いつく」という訴えからは観念奔逸，自生思考，させられ思考などの可能性を考えるべきであり，詳細な問診や周辺症状の評価などを加えて，症状記載に最適な精神医学用語を見つける必要がある．もし適切な用語が本当に見つからなければ，診断や治療には役立たないと考えるか，これまでに見いだされていない新しい症状に出会っているかもしれないという気持ちで面接を進めるべきである．

思路(思考過程)を評価する

統合失調症では思路の異常を表す用語として，連合弛緩，滅裂思考，言葉のサラダなどがある．**軽度の思路異常は通常の面接では見いだせないことが多い**．特に閉ざされた質問(closed question)ではほとんど不可能である．筆者は時に成書に記載されている「もしあなたと，医者である私の会話を，もう1人のあなたが見ているとしたら，どういう感想をもつと思いますか」という複雑で負荷の大きい質問をしばしば用いる．通常の会話はできていても，黙る，あるいは思路の乱れが目立ち始める場合，連合弛緩を疑うことになる．

近親者に対する妄想の判断は難しい

「父親に対する被害妄想で暴力行為に至った」という記載を目にすることがあった．妄想の定義は「訂正不能の誤った確信」であるが，近親者に対する考えが妄想であるかどうか，すなわち誤った確信といえるかどうかは，相当慎重に評価する必要がある．そしてこのような**家族に対する被害妄想を統合失調症と診断する最大の根拠とする場合は，診断自体を再考したほうがよい**．身近な人に対する思い込みが誤っているかどうかを判断するのはかなり難しく，また「身近な者への妄想はあるが，見知らぬ他人に関する妄想はない」のであれば統合失調症の妄想とは異なる可能性が高い．思い込みの成り立ちを尋ね，またより詳しい情報を集めることが求められる．

関係者の話だけを頼りに妄想と判断しない

古くから言われていることであるが、**周囲や付き添い者の話を事実と考えて、それだけをもとに患者の話を妄想と判断してはいけない**．よく出る例は「"自分(夫)が浮気をしている"という妄想を妻がもっている」と訴えて、夫が妻を連れて来院する場合である．妄想を「訂正不能の誤った確信」と定義すれば、妻の「夫が浮気をしている」という確信が「訂正不能であるかどうか」は診察で確認できる．「誤っているかどうか」は、常に夫が嘘を語っている可能性を考えて評価すべきである．妄想かどうかの判断には、第一に確信の成立過程をよく尋ねることである．もし「急にひらめいた」とか「朝と比べて帰宅時には夫のネクタイが1mmずれていた」などの答えがあれば、妄想を疑うことになる．第二には妻の親族など中立的な関係者の話を聞くことであろう．

精神科医の妄想であるという判断が適切かどうかと医療訴訟に関係して相談を受けることがあるが、診療録からそのあたりを読み取れないことが意外に多い．妄想という判断は、その根拠をきちんと診療録に記載して残すべきである．

軽度の認知症は通常の会話では見いだせない

単身で病院に来て、診察室では「今週は調子がよかったです．よく眠れています」というような通常の会話が可能な人でも、軽度の認知

症症状を認めることは少なくない．状況によっては改訂長谷川式簡易知能評価スケール(HDS-R)やミニメンタルステート検査(MMSE)などの簡易認知症検査は必須であるし，筆者はスクリーニングの意味で逆キツネ検査や"100－7"の連続引き算検査をよく利用する(☞26ページ参照)．**認知症は軽度であれば検査しないとわからず，通常の会話だけでは見いだせない**という点は重要である．

生活史，家族関係は初診時に評価する

薬物療法中心に治療する方針を患者に伝え，生活史や家族関係をあまり聞かない精神科医の話を耳にすることがある．また最近は認知行動療法の効果が信じられて，「まずは認知行動療法」のような姿勢をとっている治療者もいる．ただ，薬物療法や認知行動療法が効かないからといって，それから生活史や家族関係を尋ねて新たな治療を始めるというのは本末転倒であり，まず最初に症状や生活史を詳細に評価してから治療方針を決めるべきである．双極性障害や統合失調症と診断されているとしても，薬物療法が奏効せず環境への対応が必要になる場合や症状改善の後に家族内の問題が大きく出てくることは珍しくないので，あらかじめ適切な評価が不可欠である〔☞ COLUMN 3(92ページ)も参照〕．

現在の社会機能，既往歴，家族歴，家族関係，生活史などの背景情報は治療が進んでからでは聞きにくいし，それまでの治療によって記憶内容が修飾されることがある．初診時に評価することが大切である．

経過は途切れないように尋ねる

　症状が著明であった時期のみ診療録に記載して，その間の期間は，良かったのか，少しの症状はあったのか，症状が持続していたのかがわかりにくい病歴記載を目にすることがある．症状のない時期は「なかった」と明確に記載し，病歴は時間軸に沿って途切れないように評価しなければならない．筆者は時間を入れた直線に沿って病歴を尋ねることを勧めている．パーソナリティ障害のように発症時期を明確にとらえられない場合は，生活史と病歴の両方にこのような配慮が必要である．また病歴を詳細に尋ねると生活史が見えてくることも多い．病歴記載は患者の年表を患者と医師が共同して作っていく作業であるといえる．丁寧に生活史や病歴を評価して，途中で連続性を欠く時期がある場合は，情報が不十分なのか，精神症状に急な変化が起こったのかを慎重に検討する必要がある．

　数カ月以上の経過を確認すべき時，本人も家族も以前のことを覚えていないことが多い．「2年前の退職された頃はどうでしたか」とか「お孫さんの小学校入学式に一緒に行っておられますが，その頃はあまり調子悪くなかったですか」などと，人生の比較的大きいイベントをとりあげ，その頃の様子を尋ねると，時期ごとの症状が明確になることがある．

過去の症状や行動は慎重に評価する

うつ病や非定型精神病などの挿話性精神障害では過去の精神症状が診断に重要である．これらを当時もし精神科医がみていてそれに関する情報があればよいが，実際は十分な情報が得られないことが多い．

Column 3

認知行動療法の隆盛に思う

うつ病に対する認知行動療法が保険診療として認められたことも関係して，認知行動療法の意義が強調される場面が増えた．一精神科医として，その有用性は十分認めたうえで気になることがある．

まず，強迫行為を主症状とする強迫性障害に対する行動療法の効果は実感として体験できる．しかし，多彩な神経症症状を有する症例の強迫行為に行動療法が適用され，奏効しなかった場面に出会うと，強迫症状のみに焦点を当てることがかえって本来の問題を見失わせているのではないかと心配になることがある．治療者の技量による部分が大きいと思うが，治療開始前の適切な精神現在症評価も不可欠である．

第二に，ある程度重い憂うつ感を有するが，事故などの問題さえ妨げれば自然寛解するのが典型的なうつ病であると教えられた世代の精神科医からみると，認知行動療法がうつ病の代表的な精

さらに注意すべきは，最近しばしば登場する双極II型障害や，大人になって始めて見いだされる発達障害のように，それほど重症ではない過去の精神症状や行動を評価すべき場合である．双極II型障害では過去のある時期を軽い躁病相と判断するかどうかが，発達障害では多くの場合，周囲が大きな問題とはしていなかった小児期の行動特徴が診

～～～～～～～～～～～～～～～～～～～～～～～～～～～～

神療法であると言われても，何かピンとこない．これだけうつ病ととらえる範囲が広まり，ともすると典型的ではないうつ病に認知行動療法が適用されている昨今，適応は厳密に検討したい．またこの治療がアメリカの保険医療システムとの関係抜きには語れないことももっと考慮すべきであろう．

　第三に，認知行動療法というと何となく，行動の修正を目標とする表面的な治療のように考えられやすい．表面と深層という考え方自体が問題かもしれないが，筆者もいくつかの本を読んで，漠然とそのようなイメージを抱いていた時期がある．しかし本当の専門家の詳細な刺激反応分析などを聞いて，十分に深い精神療法であるとわかってきた．数多い書物や指導者の中からよいものを選ばなければ，本治療を誤解しやすいし，正しい知識は得られない．

（こころの科学 No.155，2011年1月より一部改変）

断の鍵になる．しかし「明らかに医療が関わるほど重症でなかった」「本人や家族の記憶に頼るため情報が曖昧になることが多い」「マスメディアなどを通して多くの情報が流れるためかえって記憶が左右されやすい」などのため，評価が非常に難しい．その結果，過剰診断やその診断に基づいてなされる意味の乏しい薬物療法につながるといったことも起こりうる．過去の症状や行動を尋ねる時は，このような絶対的な情報の乏しさや歪みがありうることを頭に置いておく必要がある．さらにこれは，過去の症状や行動に頼らずに，できるだけ医師が目の前でみている現在の病像から診断につながるような情報を得なければならないという考え方にも通じる．

専門用語や曖昧な表現は避け，具体的に質問する

極めて当然のことであるが，患者が理解しにくい言葉は用いない．医療面接に関する試験では，難解語を用いると減点対象になる．身体科における医療面接でしばしばとりあげられる難解語は限りないが，一例をあげると「シュカンテキ」「痛みのセイジョウ」「症状がジゾクテキ」「痛みがゲンキョクセイ」「痛みのブイ」「シンシュウテキな検査」「セイジョウハンイナイ」「カンベツする」「カンタンな検査」などである．

精神医学では用語自体の定義が難しい場合もあるため，さらに注意が必要である．まさかいきなり「幻聴がありますか」と尋ねる医師はいないだろうが，患者自ら「幻聴がある」と訴えた場合，患者の訴え

を詳しく聞くと幻聴とはいえないことが多い．また最近は若者を中心に「妄想する」という動詞を用いる傾向があるが，妄想は自ら意図的にできることではなく，よく聞くと「空想する」の意味に用いていることが多い．

「眠れていますか」「疲れやすいですか」などの日常的になされている質問も実は極めて曖昧である．「何時間眠れれば眠れているといえるのですか」「熟睡してなくても眠れていると考えていいですか」などと医師に逆に質問する患者もいるが，通常はあまり理解できないままに医師の質問に答えていることが多い．**「何時に寝て，何時に起きますか」「途中で目覚めることはありませんか」などという具体的な質問が不可欠である**．「自分が尋ねられたとしたら」と考えて，答えやすい質問をすることを常に心がけたい．

印象は慎重に伝える

「強い意欲低下を訴える割に，表情は明るい」患者に出会うことがある．本当は具合が悪いのによく見せようとしていたり，逆に本当は良いのに悪く訴えようとしたり，あるいは実際に内面の感情と表情が一致しにくい人もいるかもしれない．このような時は「単なる私(医師)の印象かもしれませんが，あなたがおっしゃっているほど悪く見えないようにも思えます．今はどんな点がつらいのでしょうか」などと尋ねるのがよいと思う．「表情はいいのにね」のような印象をそのまま伝えるような言葉は，状況によっては「先生はわかってくれてい

ない」といった患者の医師に対するマイナスの評価につながりやすい．あくまで「間違っているかもしれませんが」「目の前で見ている一医師の印象ですが」と前置きすると，実際の事実でもあるので，会話が途切れず正確な情報を得やすい．

4 診断の考え方

治療すべき症状を明確にする

患者の様々な症状を聴取し，最も治療が必要な症状がどれかを考えて治療すべきなのは言うまでもない．幻覚・妄想が活発であるが患者はその症状を苦痛に感じていない場合もあれば，患者は身体愁訴を訴えるが周囲は会社を休むなどの不良な社会機能を問題視していることもある．このような場合は比較的わかりやすい．筆者が時々気にかけているのは，診断名と実際に治療すべき疾患との間に乖離があるように見える場合である．例えば通常の診療録の入院時記録や医療保護入院の書類などで，主な診断が認知症とされているが，治療すべきはせん妄である場合や，主な診断が水中毒とされているが，水中毒症状は軽快しており，治療すべきは幻聴に影響された病的多飲水であるなどである．これらは担当医自身も多少混乱しているのではないかと気になることがある．患者の状態を症状名や疾患名をもとにきちんと評価し，治療すべき症状を検討しなければ，治療を誤ったり，入院期間や

治療期間が長引くことにつながりやすい．

「外因→内因→心因」の順に考える診断学の弊害

　精神疾患は外因(身体因：器質性，症状性，中毒性)，内因(現時点では身体因も性格環境因も明確ではない)，心因(性格環境因)に分け，診断においては**「外因→内因→心因」の順に考える**ことが精神疾患分類と鑑別診断の基本として教えられてきた．治療の必要性の緊急度を考えれば，この順に診断を考えていくことに異論はない．ただ「統合失調症でも家族の対応によっては転帰が異なる」や，最近の「認知症においても周囲がどう関わるかが大きな問題である」などという話を聞くと，緊急度の観点からみた鑑別診断の順番と，あらゆる面からの治療や対応の必要性は区別しておくべきであろう．かつて重症精神疾患のみが精神科を受診していた時代にはあまり気にならなかったのかもしれないが，統合失調症やうつ病にしても認知症にしても早期に受診し，早期の対応が求められる時代になって，精神科医の考え方が修正を求められているように思う．

「どの診断も合わない」感覚は重視すべき

　精神症状を詳細にたずねても，しっくりあてはまる精神科診断が見つからない場合がある．その場合は見落としがないか，自分の知らない精神科疾患があるのでないか，過去に類似の状態や症例が報告され

ていて何らかの治療法が提案されていないか，などを検討する必要がある．精神症状からの診断は身体疾患における検査所見と異なり，環境によって精神状態自体が短時間で変化しやすいし，面接者の能力によって引き出される情報も異なってくる．

　DSMやICDなどの操作的診断基準は，中核群を明示するよりも，一定の項目数を満たすという方向に傾きつつある．そのため，これらを用いて項目をチェックしながら診断することに慣れた経験の浅い精神科医の中には，その疾患の典型的な特徴をもつ「中核群の病像」のイメージがない者が少なくない．そのため「どの診断も合わない感じ」をもちにくい．また診断を確定しにくい症例は，「特定不能の○○」とか「分類不能の○○」と診断されることがあるが，そう診断せざるをえない時はそれで診断がついたと考えないほうがよい．

　かつては診断の迷いや難しい症例をとりあげて議論する場として，大きな病院や大学病院ではケースカンファレンスがあった．しかしDSMやICDが用いられるようになって評価者によって診断が一致しなければ，なぜ一致しないのかという議論につながるのではなく，評価者間一致度が悪いという理由で，診断基準自体が悪いと考えられやすくなった．迷いを話し合う場が減ったことは臨床にどのような影響を与えているのであろうか，ケースカンファレンスを重視する筆者などからみれば複雑な思いである．

「診断保留」という姿勢はとらない

　精神科では検査所見によって診断が確定することがない，病名が偏見につながりやすいなどの理由により「初診時にはとりあえず幻覚・妄想状態とか抑うつ状態という状態像で評価し，経過をみる中で診断を確定すればよい」という記載を目にしたことがある．しかし実際の診察では，その時に得られた情報の限りで鑑別診断を可能性の高い順にあげるという努力がなされるべきである．きちんと鑑別診断しようとする姿勢こそ，さらにどのような症状を聞けばよいかとか，何の検査をすればよいかという考えにつながる．「とりあえず状態像で評価し，ゆっくり診断を確定すればよい」という考え方のために，初診時の面接や検査が甘くならないように，**「常にその時点での情報をもとにして可能性の高い順に鑑別すべき疾患を考えておく．そして早く診断をつける」**という姿勢が不可欠である．

操作的診断基準を用いる際の注意点

　DSM や ICD などの操作的診断基準を頻用するようになってから，生活史や生活状況を聞かない傾向が強まったように思う．例えば「広場恐怖を伴うパニック障害」と診断されて SSRI や抗不安薬を処方するにしても，生活史や生活状況が症状にどのような影響を与えているのかを尋ね，それを患者とともに考えていくことは不可欠である．さらに「操作的診断基準→治療ガイドライン」という流れが強まってい

るが，ガイドラインに薬物療法以外の治療法が記載されることは少ない．

DSMやICDを用いて診断する場合，「例えばDSM-IV-TRでは，第2軸(性格傾向など)と第4軸(心理・社会的，および環境的側面など)を必ず評価に含める．**第1軸だけの検討ではDSMを用いた診断とはいえない**」と頭に置いておくことが不可欠である．このような評価を行って薬物療法以外の治療を同時に実施すべきであるし，このような情報がないと診断自体の誤まりにも気づきにくい．

現在，症状がなくても過去の診断を安易に否定しない

「以前ある病院で統合失調症という診断を受けたが，誤りではないかと思うので診てほしい」，さらには「薬は必要ないのではないか」などと言って来院する患者に出会うことがある．実際，そうした患者の中には，来院時点では明らかな統合失調症症状はないし，感情の平板化，意欲低下や思路弛緩なども全く認めない人もいる．診断を受けた時期の症状を慎重に聴取する必要があるが，はっきりしないことも多い．挿話性の経過をとる気分障害や非定型精神病の寛解期は言うまでもなく，統合失調症であっても横断面の病像からは全く診断できないほどに軽快していることも少なくない．患者の許可を得て過去の主治医に問い合わせるなど慎重な検討が必要である．

意識障害，認知症，うつ状態を鑑別する

　古くから指摘されている問題であるが，最近では精神医学の基本的な知識がないままに精神疾患に関する操作的診断基準を用いる医師が増えて，さらに注意すべきなのが「軽度の意識障害」「軽度の認知症」「うつ状態」の鑑別である．プライマリケア医を主な対象としてうつ病の啓発活動が進んで，「軽度の意識障害に関する知識はないがうつ病は知っている」という医師が増えたせいか，低ナトリウム血症や睡眠薬が効き過ぎてボーッとしている状態がうつ病と診断されていたり，また認知症に対する早期の薬物療法が勧められているせいか，高齢者のうつ状態が治療面において3者の中で最も緊急性の薄い認知症と診断されていたりする症例は非常に多い．このあたりは筆者の施設へ紹介される症例の中で最も多い誤診ではないかと思う．

　これら3つの状態はいずれも，活発さがない，ぼんやりしている，表情に乏しいなどの点で類似している．主な鑑別の指標を**表3**に示した．実際の臨床では認知症患者がうつ状態を呈したり，うつ状態の患者が意識障害を呈することもあり，単純ではないが，これらの観点からの評価を総合すればある程度の鑑別は可能であろう．早期の対応を要するという面では，意識障害，うつ状態，認知症の順になろう．

　表3の中の＜100−7＞の計算は，「100−7は？」「93」「では93−7は？」「86」のように施行すると計算力の検査になる．一方，「引けなくなるまで引き算をして，順に途中の答えを言ってください」と指示して(検者は途中の答えに対して正誤を伝えない)，途中の答えや

表3 軽度の意識障害,軽症の認知症,うつ状態の鑑別

特徴/状態	軽度の意識障害	軽症の認知症	うつ状態
発症の仕方	急性	徐々に	亜急性
ゆううつ感	訴えないことが多い	訴えないことが多い	訴える
見当識障害 記銘力低下	認める	認める	通常認めない
〈100-7〉計算	間違いが多く時間がかかる*	不可能	時間はかかるが可能
短時間内の精神症状の変動	大きい	認めない	少ない
脳波 　背景波の徐波化 　覚醒刺激時の反応性低下	+ +	+ -	- -

＊例えば93-7を83,67-7を69のように,1桁目と2桁目の一方が正しく一方が誤りという答えを出しやすい(原田憲一:意識障害を診わける.診療新社,1980).

計算完了までの時間を評価すると,注意力,集中力の検査として用いることができる.これは軽度の意識障害の発見に有用である[1].

検査所見では唯一脳波が参考になる場合がある.軽度の意識障害では背景波の徐波化と覚醒刺激時の反応性の低下がみられることがある.背景波の徐波化とは,α波の軽度の徐波化,少量のθ波の混入などを指し,覚醒刺激時の反応性低下とは,開眼によるα波の抑制や覚醒刺激時の睡眠波形から覚醒波形への移行がみられないことをいう.これらを認めれば意識障害を強く疑うが,認めないからといって意識障害がないとはいえない.また軽度の意識障害では脳波変化もごく軽度であるので,普通に検査した脳波で背景波がα波の範囲内にあるか

らといって軽度の意識障害を否定してはいけない．α波の範囲の中でも遅い領域であれば注意すべきである．もし精神面の異常を認めない時期に取った脳波があればそれと比べて，同じα波の範囲であってもより徐波化していないかを確認するのがよい．1回の脳波検査で判断するのではなく，繰り返し検査して比較することも重要である．

睡眠関連障害の鑑別・合併を検討する

　最近重要性が指摘されているわりに精神科医の教育で見落とされやすいものに睡眠関連障害がある．睡眠時無呼吸症候群や，むずむず脚症候群，周期性四肢運動障害などを疑わせる症状の問診は不可欠であり，睡眠相前進症候群や睡眠相後退症候群などの概日リズム障害も検討されねばならない．安易にベンゾジアゼピン系薬剤を用いると増悪する場合も少なくない．

　こうした患者は，意欲低下や疲労感に不眠を伴う持続性の抑うつ状態として治療を受けている患者の中にかなり多く含まれているのではないかと筆者は疑っている．かつて「抑うつ神経症」と診断されていた時代には，何らかの葛藤や性格，環境の症状への影響を探して診断を検討していた．気分変調症があたかも抑うつ神経症と同義であるかのように用いられるようになってからは，症状の持続期間だけで診断し，それ以上に検討しない医師が増えたように思う．神経症性の葛藤があってもこれらの睡眠に関連する疾患は合併や鑑別を検討すべきであるが，それが明らかでない場合はさらに注意が必要である．

自閉症スペクトラムやADHDの鑑別・合併を検討する

かつて大人の精神科臨床において，自閉症スペクトラム障害(autism spectrum disorder；ASD)や注意欠陥・多動性障害(attention deficit hyperactivity disorder；ADHD)などの発達障害の鑑別・合併を考えることはほとんどなかった．しかし最近，大人の発達障害が注目され，筆者の臨床でもその観点からみると理解しやすい患者にしばしば出会う．子どものASD診断にはウィングの「三つ組」の障害，すなわち「対人交渉の質的な問題」「コミュニケーションの質的問題」「イマジネーション障害」がしばしば用いられるが，対応する症状が成人にみられた時はASDを疑う．しかし診断はなかなか難しく，うつ病やパーソナリティ障害との関係を慎重に検討しなければならない．大人のADHDでも同様である．ASD，ADHDともに，疑われる場合は，子どもの頃から特徴的な症状がみられ，連続的に続いていることを確認しなければならない．

ただASD，ADHD傾向は程度問題であり，明確に疾患と非疾患を区別できるわけではない．したがって現在の社会機能を詳細に評価し，「疾患」としての告知と治療が本当に必要かをよく検討したほうがよい．

〈文献〉

1) 原田憲一：意識障害を診わける．診療新社，1980

5 対応の基本

過度に医療化する必要はない

① 「生活リズムを規則正しくしてしばらく様子をみてください」
② 「カウンセリングを受けてはどうですか」
③ 「うつだからしばらく薬をのんでみましょう」

さて，軽いうつ状態の患者に対して，上記①～③の言葉をかけた場合，患者は自らの状態をどのように理解するだろうか．①は病気でないと受け止めるかもしれないし，③はやはり病気だったと理解するであろう．②はどちらかといえば③に近いかもしれない．いずれにせよ，患者に状態を告げる場合，どのような言葉をかけるかによって，患者自身の自らに対する理解も異なってくる．

医療化(medicalization)とは医療の対象とすることをいうが，必ずしも医療的な支援が必要と言えない状態の患者に対して，②や③のような言葉をかけると，来院理由となったうつ状態以上に，病気と受け止めることによって起こる患者や患者家族の心理面の変化が大きな問題となる可能性がある．最近，軽症うつ病，いわゆる新型うつ病や適応障害という診断，リワーク，大人の発達障害に対するデイケアなどの医療機関の関わりは，特にこの視点での検討の必要性を感じさせる〔☞ COLUMN 4(次ページ)も参照〕．

医師は「どこからを医療の対象とするか」という説明に大きな責任

を負っているという自覚が必要である．

病名告知には疾患の説明が不可欠である

がんは告知するのが当たり前の病気となったが，精神疾患でも告知が前提とされることが多くなった．では病名告知とは何か？　時に単に病名を患者に言うことが病名告知であるかのように誤解している医師に出会うことがある．プライマリケア医や内科医に「あなたはうつ

COLUMN 4

過度の医療化を防ぐ地域連携

筆者は所属病院の機能的および地理的特性から，病院内での精神疾患治療だけでなく，高齢者の認知症や子どもの精神疾患の地域連携に関わる機会が多い．そんな中，精神科医だけでなく医師全体の問題であろうが，医師が自らの存在意義を強調しすぎているように思うことがある．認知症では訪問介護員，介護福祉士，介護支援専門員などの役割が非常に重要なのに，そのあたりの十分な知識がないまま認知症治療薬を処方する医師によく出会う．子どもの精神医療では心理士，精神保健福祉士，教員などの力が鍵となるが，彼らと十分連携せず，児童精神科医が足りないと嘆く声もしばしば耳にする．認知症も子どもの精神疾患も，治療方針の決定には精神科医の判断が不可欠であるし，一定期間ごとの

病だから精神科でみてもらいなさい」などと言われたり，あるいは精神科医に「あなたは発達障害と考えられるので専門外来のある施設でみてもらいなさい」などと指示されて来院する患者の中に，診断自体が誤っていたり，医師がその疾患の内容についてほとんど患者に説明していないことがある．中には病名だけを告げて，「どんな病気かは紹介先の先生に聞きなさい」などと言われてくるようなひどいケースもある．

　病名を告げるだけでなく，**疾患の性質，治療，予測される転帰など**

定期的な診察は必要であろう．しかし一方，「他職種に任せる」「自分の存在意義を強調しない」という考え方がもっと医師に広まってよいのではないか．あいまいなまま範囲が広がったうつ病でも，薬物療法中心に治療する精神科医が自らの役割を誇ったことが多剤大量処方問題の原因のひとつかもしれない．自らが不得手な部分，他職種でできる部分が見えれば，治療法は変わってくる．過度の医療化(medicalization)とでもいうべき問題であろう．地域連携が密になったり，他職種と話す機会が増えるほど，精神科医が自分の役割を縮小しようとする動きがもっと必要ではないか，医療化しない方向性が大事ではないかと感じる．

（精神科治療学 28：1254，2013年9月より一部改変）

の説明があってはじめて「病名告知」である．基本的には自分で治療する医師，あるいは紹介先と密接な連携をとっている医師が病名告知すべきであろう．

得意な治療だけを押しつけない

ある精神科を受診したら「ここでは薬物療法はやるけれども，精神療法やカウンセリングはやらないから，それを求めているなら他の医療機関を受診してください」と言われたり，あるいは逆に「うちは薬を使わない治療を行っている」と謳い，どのようなうつでもまずは認知行動療法で始めるなどという話を聞くことがある．また学校カウンセラーとのカンファレンスに出席すると，「まずはどんな状態に対してもプレイセラピーを実施」といった姿勢に驚くこともある．

「どのような症状や疾患でもこの治療法で貫く」と断言できるような精神科の治療はない．治療法は診断名や重症度に応じて選択すべきであるし，より専門的治療を要する重症例であれば専門家に紹介するか，あるいは専門家と相談しながら治療を進めるべきである．

予測される治療の効果を説明する

精神科の一般的な診療は，症状から診断を考え，診断に基づいて治療を始める．その治療による改善の可能性は様々であるが，過去のデータからある程度の予測はできる．これから始める治療についてど

の程度の効果が予測されるかをあらかじめ説明しておかないと，患者は「医師が治療を始めた→治療法を見つけてくれた→治るはずである」と理解しやすい．つまり治療を始める前には必ずその治療がどの程度の改善を予測して行われるのかを説明しておく必要がある．もしとりあえず他に方法がない程度の考えで始める治療であれば，それをきちんと伝える．効果の期待できる薬物療法とそうでない薬物療法をあまり区別せず記載してある治療指針やガイドラインというタイトルの本もしばしばみかけるので，注意が必要である．

　最近筆者が気になっているのは，うつ病患者に対する抗うつ薬と，認知症患者における抗認知症薬の説明である．抗うつ薬は軽症から中等症のうつ病には効きにくい（☞181ページ参照）．また抗認知症薬は数カ月経過を診た時，活性のないプラセボよりも進行が遅いというデータのもとで承認されている薬剤である．一時的に認知症症状が改善するようにみえることはあっても，それは科学的には示されておらず，しかも服薬しない時よりも進行が遅いかどうかを個々の臨床家は判断できない．にもかかわらず，これらの薬は安易に用いられすぎているように筆者の目には映る．当たり前のことであるが，**薬物療法は，その効果と副作用などメリットとデメリットを患者と家族にきちんと説明したうえで，同意を得て実施しなければならない**．

家族も一緒に治療する姿勢を示す

　思春期から青年期の患者では，明らかに家族との関係が症状増悪に

影響していると考えられる場合が少なくない．「この患者自身の状態が問題である」と過度に強調し，家庭内の問題に目を向けない家族も多い．このような場合，患者だけを医療の対象にせず，「家族全体を治療していこうと思う」と医師から告げると，患者自身も気持ちが楽になることが多いようである．さらに治療経過中に，患者の症状が軽快するとともに「母親に不安発作が起こる」「父親の抑うつが強まる」「家族がもう病院に行かなくていいと患者を引き留める」など，家族に症状や問題となる行動が出現するケースもよく経験する．治療途中に新たなことが起こると患者や家族からは治療の失敗とみなされやすいので，筆者は，あらかじめ「患者さんがよくなると，たとえは悪い

COLUMN 5

disease mongering

　最近"disease mongering"という言葉を目にすることがある．「製薬会社が薬の売り上げをのばすことを意識して，新しい疾患概念を作り出したり，従来の概念を修正したりすること．その主張に賛同する医師の協力を得ていることが多いが，学会や論文などを通しての科学的な検証はしばしば不十分にみえる」程度に筆者は理解している．Disease mongering の視点から時に議論される状態は，禿頭，メタボリックシンドローム，骨粗鬆症など，精神障害では，軽症うつ病，子どものうつ病，社交不安障害，双極Ⅱ型障害，大人の注意欠陥・多動性障害，線維筋痛症などで

ですがモグラたたきのモグラのように，ご家族の別の方が精神的に不安定になられることもありますよ」くらいに説明しておくこともある．

具体的に指示する

94〜95ページで具体的に質問することについて触れたが，これは指示についても同様である．「十分に睡眠をとってください」，あるいは「仕事は適当に休養をとりながら続けるように」などは精神科医がよく言うアドバイスであるが，「十分に」も「適当に」も曖昧な言葉である．このような指示では，患者は何時間寝たらよいのか，また何

あると言えば理解しやすい．1988年に提唱された非定型うつ病が，最近急速に知られるようになった日本の状況や，古くは，1958年に登場した仮面うつ病の概念が1980年前後に一気に広まったことも興味深い．本概念は，精神医学，とりわけ生物学的精神医学批判のキーワードとして用いられることもあるため，その意義を慎重に評価すべきであるとはいえ，身体疾患に比べて他覚所見に乏しい精神障害では疾患単位を意図的に決めやすいため，知っておきたい言葉である．

（精神科治療学 25：1556, 2010年11月より一部改変）

時間休憩したらよいのかがわかりにくい．指示を出す場合は，できるだけ具体的に「睡眠は8時間とるように心がける」「仕事を2時間やったら，15分間の休憩をとる」などと説明すべきである．これは説明の曖昧さという問題だけでなく，精神医学では「どの程度の睡眠や休養が必要であると検証されているか」という精神医学自体の問題でもある．今後さらに検討されるべきであろう．

治療目標を明確にする

筆者は研修医が終わる頃，不安発作を主症状とする患者に対して上級医からスーパービジョンを受けながら精神療法を行ったことがある．同じような症状の患者に同僚の研修医はベンゾジアゼピン系薬剤による治療を行った．同僚の治療では不安発作は比較的短期間に消失したが，筆者の治療では治療場面で不安が強まると日常生活で不安発作が軽快する，時には父親との対立が明らかになるなどしながら，約1年でかなり症状が軽快した．この状況をみて，ある指導医は「薬物療法で不安発作が消えたからそれでよい」と言い，別の指導医は「患者の根本的な問題にまで触れながら症状を軽快させるのが本当の治し方で，薬物治療は症状をとるにすぎない」と述べた．もう30年も前の話である．

治療開始時に何をよくするために治療するのか，何がよくなったら改善したと言えるのかを，治療者自身がよく考え，それを患者とともに話し合ったほうがよい．「不安も食欲低下も家族への暴力もすべて

症状である．精神疾患にはいろんな面があるから」で，**治療目標を曖昧にして治療を開始すると，患者との面接も進みにくく，治療者自身が自分を甘やかすことにもなりやすい**．

6 治療方針の伝え方

入院の必要性は総合的に判断する

　精神症状が著明な場合は入院の必要性を判断しなければならない．医師が十分外来通院で治療できると考えても本人や家族が入院を希望する場合もあれば，逆に精神症状がかなり重症であっても，家族が「つきっきりでみるから，自宅で治療させたい」と希望することもある．前者では，入院によってかえって社会機能が低下して復職や復学，家族関係の修復などが難しくなりうることも考慮されるべきである．また後者で，例えば自殺念慮が強い患者では，現在の精神科病棟の医療や看護体制を考えると，入院では隔離や拘束などの対応が必要になる場合でも，大人数の家族が力を合わせて見守ることによって外来治療が可能なこともある．**「重症だから入院したほうがよい」とは言い切れない**．

　精神科の入院治療では，身体医療に比べて絶対的な入院基準を作りにくい．基本的には，措置入院（自傷他害のおそれのために，行政の命令により入院させる場合）の必要があると考えられる場合を除い

て，**できる限り家族に協力を求め，家族の意思を尊重したほうがよい**．入院を考える際には，まず家族の協力によって外来治療がどこまで可能かを検討し，それが無理であれば，入院治療で実施される治療内容や処置などについて家族や本人によく説明したうえで，入院治療か外来治療かを決定すべきと考える．

COLUMN 6

治療しないことの効果

研修医の頃，境界型パーソナリティ障害と診断されている患者を精神療法を専門とする医師が熱心に治療すると，しばしばかえって精神症状が不安定になるように見えるのが気になっていた．一方，あまり精神療法に関心のない医師が，表面に出る不安や抑うつのみに面接や少量の薬剤で対応すると，よくはならないが社会機能はそれなりに安定していることもあった．しかし当時は「パーソナリティ障害では心理内面の問題が大きいから，不安定になる時期を通ることが根本的な治療には不可欠である」という説明にそれなりに納得していた．

最近，薬物療法では，不眠に対する生活習慣へのアドバイスもない安易な睡眠薬処方，抗うつ薬が効くとは思えない軽度のうつ状態に対する長期間の抗うつ薬療法などを目にする機会が増えた．非薬物療法では，効果の検証なしに続けられる長期の精神療法，社会生活における適応への努力を優先したほうがよいと思わ

shared decision making を重視する

　最近, shared decision making(SDM)という言葉をよく耳にする.「意思決定の共有」とでも訳すべきであろうか. かつて, 医師が独断で治療方針を立てて実行するパターナリスティックなモデルへの反省

~~~~~~

れるのに診察室での面接を重視しているかのように見える治療, 不登校児に対する目的のはっきりしない箱庭療法などが気になる. 精神科医や心理士が治療したほうが, 何も治療しないより本当によいのか,「自然回復力」とでも呼ぶべきものをもっと大事にしてもよいのではないかと疑いたくなることが少なくない.

　精神疾患では治療ガイドラインがほとんどないため, 個々の治療者が自分の考えで治療を行いやすいし, 何もしないことの有効性に関するエビデンスも得にくい. 一方,「何かしないと治療したような気にならない」という治療者側の意識や,「何かしたほうが, 効果の有無はともかく診療報酬につながる」という経済性が関係して, 不必要な治療を増やしているようにも思う. 治療しないことの効果を検証し, 治療としての関与をより少なくする方向性はもっと求められてよい. それは医療が本当に対応すべき範囲の検討にもつながるであろう.

（こころの科学 No.170, 2013 年 7 月より一部改変）

として，医師が患者に対して複数の治療方針を提示し，患者自身に決めてもらうという方針に立つインフォームド・コンセント(informed consent)の考え方が登場した．しかし，インフォームド・コンセントでは医師と患者の十分な意見交換がない，ということで生まれたのがこのSDMであると理解される．**SDMでは，医師と患者が話し合いながら治療方針を決定するため，患者の個人的な希望まで含まれる**．それにより患者の治療に対するモチベーションが上がり，アドヒアランスも向上するとされている．

　精神疾患の治療においてもこのSDMの考え方は重視されるべきである．近年，各疾患で診療ガイドラインが作成され，そこには患者や家族の考えが含まれることが多いが，精神科ではあまり取り入れられていない．一方，精神医学では身体医学と違い，「病識がない場合」や「意識障害」「重度の認知症」など，判断力が不十分でSDMを実践しにくい場面も多い．これらを慎重に評価するとともに，「判断力がない」と安易に評価しないことも重要である．

薬剤の投与経路に応じた同意を得る

　興奮や不安が強い患者に対して，時に注射薬を用いることがある．精神科では症状に対する病識がなく，患者の同意が得られないことがあるため，入院では，適切な手続きがあれば，患者の同意がなくても非自発的な治療をすることが認められている．認知症や統合失調症などにおいて，もし患者の同意が十分得られない状況で用いる場合があ

るとすれば，十分な症状評価と家族に対する同意と診療録記載が必要である．さらに患者の症状改善後はあらためて患者に説明して同意を得る．

筆者が最近気にかけているのは，認知症における口腔内崩壊錠や貼付薬の使われ方である．患者が自ら「飲みやすいから」とか「口から飲むより簡便だから」などの理由で用いる場合は問題ないのだが，家族や医療機関，施設のスタッフが「口に入れるとすぐ溶ける」「飲ませるより手軽である」などの理由で用いる場合，患者の同意が曖昧になりやすい．口腔内崩壊錠や貼付薬は注射と経口薬の中間的な位置にあるため，患者自身の同意が曖昧になりやすい．すなわち「投与しやすい薬剤＝患者の同意が曖昧になりやすい」ということを常に頭に置くべきであろう．

治療アドヒアランスには医師の説明が影響する

インフォームド・コンセントからSDMへの流れと同時に理解しておかないといけないのは，コンプライアンス(compliance)からアドヒアランス(adherence)への変化である．

服薬コンプライアンスは「服薬遵守性」などと訳され，患者が薬を薬剤規定どおりに飲むこととされた．つまり俗にいう「コンプライアンスの悪い患者」というのは医師の服薬指示に従わない患者であり，医療者側が評価し，コンプライアンス不良の原因は患者側にあるとされていた．しかし，実際は医師の不適切な処方や下手な説明が服薬を

妨げている場合もあることは容易に想像できる．

アドヒアランスとは，患者が積極的に治療方針の決定に参加し，その決定に従って治療を受けることを意味する．「医師の決定に従う」のではなく，「患者も参加して決める」である．**良い面接の前提として，「患者は医師の指示に従うべきである」という考えは捨てたほうがよい**．アドヒアランスを規定するものは患者の考えや社会環境を含む患者側要因だけでなく，診断や治療に関する医師の説明を含む医師側要因，患者−医師関係などである．よって服薬アドヒアランスを良好にするには，「患者にとって実行可能な治療をよく相談したうえで

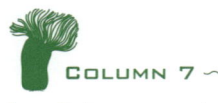

Column 7

「インフォームド・コンセントがあればよい」という誤解

パターナリスティックな対応からインフォームド・コンセントに変わる中で「患者の同意を得る」ことが強調されたためか，検査，治療や研究，医療が関係する学校や職域において，「同意を得ておけば何をしてもよい」という考えが出てきているように思う．精神医学においても患者治療や科学の進歩に役立ちそうもないような身体面の検査，論文を書くために実施しているかのように見える心理テストなどをしばしば目にする．同意を得ようとする前に「本当にそれが必要な状況か」，すなわち「同意を得ようとする判断自体が適切か」という審議を科学的かつ倫理的に十分行うことを忘れてはならない．

提示しているか」が重要となる．**医師は患者とともに考え，治療方針を決定していかねばならない**．適切な面接の前提となる医師の考えの中にSDMやアドヒアランスを積極的に取り込む必要がある．

第6章
通常の外来での精神科面接と対応

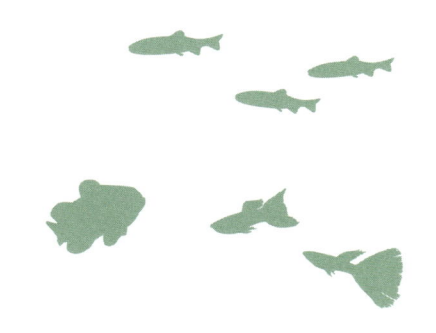

1 頭に置いておくべき大原則

日常臨床における基本的面接

筆者の頭の中にあるのは，以下のような考えである．

「専門的な精神療法は専門家に任せればよい．実際の臨床で大多数の患者は精神科外来における 10 分程度の面接で治療を受けている．そこでは特殊な面接をするのではなく，基本的なルールを守った面接が不可欠である．それを続けていけば症状改善に向かう患者が多い」

筆者がかつて読んだ本の多くは，基本的な面接といってもそれなりに難しく，短時間の外来には合わなかったように思う．ここでは，自分の実践から日常臨床で重要と思うことをあげ，そこから通常の外来で行える面接について述べる．

「良い面接」よりも「悪くない面接」を心がける

第 1 章（☞ 2 ページ参照）でも触れたが，医師になって間もない頃は精神療法が外科の手術に当たるように思えて，専門的な精神療法に憧れた時期があった．しかし精神医療の経験を積むにつれて，あまり積極的に精神面を変えようとはせず，最低限の面接を続けるうちに，大した薬物療法もしないまま，いつの間にか症状が消えていく患者に出会う機会が増えた．一方，専門的な精神療法を行っても症状が改善しない患者も多いし，さらには改善しない患者の治療を途中から依頼

された場合，治療歴のない患者以上に治療が難しい．また最近は精神科医の言葉でかえって傷ついたという患者に出会う機会も多く，精神療法以前に精神科医のコミュニケーション能力の低下も気になるところである．

　筆者は，大多数の患者にとって，また精神科医が勉強にさける時間や現在の教育システムまで考えると，**精神療法は「精神面に積極的に働きかけて，変えて治そうとする」よりも，「患者に寄り添って，治る力を支える」程度のほうがよいのではないか**と考えている．そのために必要なのは「患者を傷つけない面接」「良い面接よりも悪くない面接」であり，筆者の言い方になるが「傷口を探して，見つけて手術で治療しようとする面接」よりも「表に出た症状を絆創膏で止めながら，成長や変化を待つ面接」ということになるであろう．

　さて，「精神科面接は特殊な面接技術を要するわけではない」ということになると，「では日常生活のコミュニケーションが上手であればよいのか」とか，「誠意ある面接であればよいのか」という議論が出る．しかし筆者は，「患者に寄り添って，治る力を支える」面接は面接技術であり，「日常生活のコミュニケーションが上手な医師が精神科面接の能力も高いとは必ずしもいえない」，かつ「精神科面接の能力はやはり技術であり，その能力が高い医師が必ずしも日常生活のコミュニケーションも上手であるとはいえない」程度にとらえている．

面接は多角的に評価する

　薬物療法では評価尺度などを用いて，治療の効果と副作用を判定する．基本的には精神科面接や精神療法でもそれに準じた評価が必要である．しかし面接の場合，患者が「先生に会って話すと安心する」とか「よくなるわけではないが，面接を続けていることでなんとか日常生活を送っている」などと言うことが珍しくない．このような側面は意義としても副作用としても，評価に含めるべきであろう．すなわち身体医学を含めた通常の医療でいわれる転帰の評価とは異なる視点が面接や精神療法には必要とも考えられる．しかし，その評価を患者と治療者の間だけでなく，複数の関係者が一緒に検討できたほうがよい．もちろん，「先生の面接があるから生活できている」などという一見治療効果のようにみえる患者の訴えも，実は「その医師との面接を中止できない」と考えれば，「薬物を中止できない」のと同様に，治療への依存，すなわち精神療法の副作用となりうるので注意が必要である．

患者の目に映る自分を想像して面接を修正する

　これは常に筆者が大原則として研修医などに伝えていることである．診断，治療いずれの面接においても**「『もし自分が目の前の患者だったら，今面接している自分をどうみるか』を常に考えながら，自分の姿，話，行動を修正していく」**ことの大切さである．「目の前の

医師の白衣が汚れていたら…」「こんなに症状がつらいと言っているのに表情も変えず医師が機械的に記録をとるだけだったら…」「聞き取れないようなスピードで医師が話したら…」など，もし自分が目の前の患者だったらこのような状況をどう思うだろうと考え，自身の面接にフィードバックさせていくことは，すべての面接の基本である．この姿勢を常に持つことで面接はずいぶん改善されると思う．

「もし自分が目の前の患者だったら」を想像することが非常に難しいと訴える学生や研修医に出会うことがある．これは生育歴が関係する性格の問題なのか，近年話題になることの多い自閉症スペクトラム障害が関係しているのか，検討の必要があるかもしれない．

時間をかけた精神療法だけが治療面接ではない

治療のための面接というと，精神分析療法や認知行動療法などの専門的な精神療法を思い浮かべることが多く，患者の希望によってそれらを徹底的に行うという場面はあるかもしれない．しかし，精神科における一般的な治療では初診患者にこそ40〜50分程度かけるにしても，再来患者の診療は10分程度である．また時間をかけた濃厚な治療ほど副作用が出やすいという面もある．

薬物療法に関する説明も含めて，短時間で，あまり特別とはいえない精神療法的対応をもっと考えてもよいであろう．

面接の副作用を常に考える

薬物療法の副作用に比べて，精神療法や面接の副作用（☞後述，141ページ参照）はあまり注目されない．しかし面接で自分の過去を考え出したら憂うつ感が強まったなどという患者の訴えは珍しくないし，長期間にわたる精神療法で，治療者との相互依存関係が成立しているかのように見える患者を引き継いで治療するのは難しい．**常に面接の副作用の可能性を考える習慣をつけておきたい**．薬物療法は副作用が起こりうるという前提でなされるが，精神療法中に起こった問題の原因は治療者の技術の未熟さ，患者の病理であると考えられやすい．精神療法や面接の副作用は薬物以上に発見も対応も難しいと考えておく必要がある．

自分の技術を反省する

近年，monster patient という言葉をよく耳にする．「問題患者」という言葉は以前からよく使われていたが，患者の言動を monster patient や問題患者という枠組みでとらえた途端，患者に問題があるかのように理解されやすい．実際，患者側の問題が大きいことがあるとしても，**常に医師自身や所属する医療機関の問題点を振り返る姿勢を持ちたい**．

薬物療法でも，勝手に服用をやめたとか服用量を減らしたなどの理由で，患者を怒る医師にしばしば出会う．医師の言うことを守らな

かった患者にも問題があるかもしれないが,「なぜ自分の説明では服用することの重要性が伝わらなかったのだろう」「説明のどこがまずかったのだろう」と反省するほうが先であり,そうしなければ良い患者-医師関係は築けず,医師も成長しない.

精神科の場合,構造化面接や評価尺度に同様の問題を感じることがある.これらを用いればそれほどの面接技術がなくてもある程度の評価は可能であるが,一方で「決まった方法を用いているからよいはずだ」などという医師の自信過剰につながりやすい面がある.こうなると自らの面接技術は反省されず向上しない.

面接を透明化する

精神医療の質が低下しやすい原因のひとつに「診療の密室性」がある.外科医は同僚医師や看護師の見ている前で手術するため,実力を評価されやすい.しかし精神科医は研修医の時期に上級医が付きそうことはあるにしても,早期に1人で診察することになる.他者からの評価やアドバイスがないと診療能力は伸びにくく,また誤った方向に進む可能性もある.一方,精神科診察は面接内容に個人情報が含まれることが多いため,担当医以外の者が同席するのは難しい.できる限り,個人情報を隠すなどの配慮のうえ,同僚や上級医に自分の治療内容を話し,意見交換する必要があろう.「指導を受ける」というより「自分以外の人の意見を聞くこと」が重要であると考えておいたほうがよい.とはいえ,他の医師やコメディカルスタッフと意見交換で

きる場面は多くないため，実際の臨床では他の専門家の前で自信を持って実施できる面接を心がけることが重要である．**精神医療をできるだけ透明化することは，精神医療の質の向上に不可欠である**(☞ COLUMN 8 も参照)．

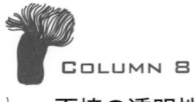

COLUMN 8

面接の透明性

外科医は手術を他の医療スタッフや医師が見ている中で行うが，精神科医を含む内科系の医師は研修が終わると自分の診察を他の医療スタッフに見られる機会がない．特に問題は面接や精神療法であり，ほとんど誰の評価も受けないまま治療として実施されている．一方，まだ薬物療法は処方内容を他の医師や薬剤師が検討することができるし，疾患によっては治療ガイドラインに沿った治療が行われる．ところがそんな薬物療法ですら，最近，紹介患者などで信じられないような不適切処方を目にする場面が増えた．こうしたことも，「いったい診察室という密室の中でどのような面接が行われているのであろうか」という筆者の心配を増幅させた．

悲しいことに日本の精神医療では，面接や精神療法のガイドラインはほとんどないし，それを他のスタッフが見て議論する機会

2 対応のポイント

「話す」よりも「聞く」ことを心がける

筆者自身の診察を省みて、自分が睡眠不足や疲れている時の面接は

もない．学会などで行われる症例報告は面接する者の目を通して情報が選択されるので，面接自体の評価にはあまり役立たない．プライバシーの点も，面接内容を治療者以外と共有する場合に大きな問題となる．

精神疾患や心の悩みに対する面接は，患者や相談者ごとのばらつきが大きく，ガイドラインを設けることは難しいかもしれない．だからこそ「それぞれのスタッフのやり方でよい」ではなくて，最低限のルールを明確にすべきであるし，せめて自分の面接を他のスタッフと共有して，自分だけの判断に走らない努力が必要である．相談者のプライバシーも「面接内容の適切な議論があなたの治療に不可欠である」と十分に説明し，適切な同意を得る必要があるだろう．面接や精神療法が適切な透明性を保たない限り，その発展はない．

（こころの科学 No.148，2009年11月より一部改変）

調子がよい時と比べて,「聞く」よりも「話す」ことが多くなっている.自ら話すことによって,早く面接を終えたいという気持ちがあるのであろう.面接は話すという介入のほうが聞くよりもはるかに適切さを求められるし,副作用も多いし,患者はわかってもらったという感情をもちにくい.診察時間の制限などにより,医師側から適切に介入して面接を終えなければならないことも多いが,基本的に**「『話す』よりも『聞く』」という姿勢を常に念頭に置きながら面接すべきである**.

手助けしたいという態度を示す

面接は傾聴と受容(☞ 81 ページ参照)が基本であり,いつ自分が患者と同じ立場に立つかもわからないと考え,患者の置かれている状況にある意味で敬意を払い,一緒に問題を考えていくという姿勢を示す必要がある.筆者は**「あなたに関心があります」というメッセージを出しながら,共感しながら聞く**ことがどのような面接においても必須の面接技術と考えている.臨床研究を行っている医師や特定の治療に関心をもつ医師が,時に研究対象となる患者や自分が関心をもっている患者とそうでない患者への対応に差が出ているのではないかと,自らを振り返ることも重要である.

感情的な反応を返さない

患者の言葉に医師が腹を立てることは少なくないし,長く同じ内容

が繰り返されるといらいら感をおぼえることもある．また患者と同様の体験を思い出して面接中に医師が動揺することもある．しかし診察室という場面で患者の話を聞いている以上，自分の感情の変化に敏感になり，患者のどのような性格や思考が，自分にそういう気持ちを起こさせているのかを冷静に考え，分析しなければならない．

　家庭内暴力を繰り返す思春期症例が自分の子どもと重なって見えたり，認知症の親の面倒をみたがらない人に自分の家族環境を思いだしたり，医師としての視点よりも個人の視点が強く入っていることは珍しくない．また昨今，インターネットなどで医療に関する情報を得てから来院した患者から細かく質問をされると，腹を立てるかのような態度をとる医師の話を耳にすることがあるが，これは自分の知識の乏しさを自覚してくやしく思っているのかもしれない．医師の指示に従わなかった時，また大量服薬や自殺企図などの自傷的行為があった時，患者を叱る医師にも時々出会う．このような時，最初にかけるべき言葉は叱責ではなく，やはり「そういうことをしないではいられないくらいに苦しかったんですね」という共感の言葉であろう．個人的な感情が診察にある程度出るのは仕方ないともいえるが，しっかり自分の感情を分析することでかなり防げるように思う．「感情的な反応を出さない」ことは「冷たく情報としてだけ聞く」のと異なるということは自明であり，適切な共感は不可欠である．

患者の言葉を否定せず、全面的に肯定もしない

　患者の中には「父親は自分のことをわかってくれない」「会社の労働環境が悪すぎる」などと現状について不満を述べたり，あるいは「会社の人間関係でうつになった」「前にかかった先生の治療のせいでかえって具合が悪くなった」といったように自分の精神症状と環境の因果関係について，自分の考えを述べる人がいる．客観的な事実であるとわかる場合は肯定または否定が可能であるが，たいていは患者の主観的な解釈であることが多い．まさに解釈モデル(☞12ページ参照)であり，このような前提で聞く必要がある．

　このような場合，医師自身の意見と同じ，あるいは違うという理由で，明確に否定，肯定をすると，患者からは「わかってくれない先生である」と理解されそれ以後の治療を進めにくくなったり，逆に「わかってくれる先生」とみなされすぎて，適切な治療的距離をとりにくくなったりすることがある．事実とは言い切れないことを事実であるかのようにみなして意見を言うことは科学的ともいえない．

　「どんなことから，そう考えるようになったのでしょう」とか，「自分(治療者)には事実かどうかは判断できませんが，あなたの立場でそう考えるのはわかるような気がします」などと，その後の治療で考えるべきことが明確になるような言葉を返すのが重要であろう．

患者-医師関係に注意を払う

　精神科治療は患者-医師関係が症状に影響を及ぼしやすい．転移（☞後述，137ページ参照）は時間をかけた精神分析的な治療で問題になりやすいが，通常の短時間の診療でもしばしばみられ，急な休診などで患者が予想外に動揺することもある．症状が変化したら患者-医師関係を再考するような視点をもちたい．筆者はかつて，急病で倒れてしばらく外来治療を担当できなくなった医師に代わり，その医師の担当患者を診察したことがあるが，その時に患者が口にした「（急病になった先生は）本当にいい先生だった」という言葉と，彼がいなくなったことによる患者の混乱を見て，この患者-医師関係は決して良かったとはいえないという印象をもったことがある．医師自身が急病で診療できなくなっても患者が著しい混乱に至らず，しかも表面的とはいえない患者-医師関係を精神科診療で実施するのは非常に難しいが，常にそういう視点をもっておくことは必要であろう．

ストレス脆弱性モデルは常に説明する

　医学的に精神症状が，性格や知的能力などの元々もっている素因，いわば脆弱性と，環境因との関係の中で起こってくることは明らかであるが，一般的に患者は環境因の影響が大きいと考えることが多い．どちらの要因が大きいか，どちらの要因に対処しやすいかなどは患者ごとに，また患者が置かれている環境ごとに異なるが，治療の中で

は，患者と医師が共同して，どちらをも検討する姿勢が必要である．したがって治療の最初に，また適当な時期に，**脆弱性と環境因の関係の中で精神症状が出てくることを説明しておく**ほうが，治療を進めやすいように思う．

症状や状況を客観的に見るように促す

例えば幻聴のある患者が「これは自分のくせみたいなものだから，ちょっと距離を置いて聞くようにしている」という方向に考え始めると，社会機能が改善することが多い．不安や抑うつ，あるいはそれに関係する環境因についても，「距離を置いたらどう見えるだろう」とか「別の人にはどう見えるだろう」などと尋ねると，少し違った見方を患者自身が思いつくことが多いように思う．ただ，精神病症状を有する患者では「別の人にはどう見えるだろう」という質問が負荷になりすぎることもあるので，症状の程度を考える必要がある．精神病症状の場合は被殻化と呼ばれることもあるし，リフレーミングの手法にも近いかもしれない．

「待つこと」の大切さを伝える

うつ病では抗うつ薬の効果が出始めるまでに7〜10日かかると言われる．不安障害でもSSRIで治療する場合は効果発現まである程度の時間がかかるし，ベンゾジアゼピン系薬剤は即効性があるとして

も，効果を持続させるためには頻回，あるいは多めの量が必要となることが多い．ましてや症状に性格面や環境が関係している場合，それを面接で取り上げながら薬物療法を行うとすれば，症状改善までにかなりの時間がかかるのは明らかである．

患者に「まだよくならない」「症状が続いている」から「もっと薬を増やしてほしい」「薬を変えてほしい」と求められて，医師がその要求のままに薬剤を増やしたり，複数の薬剤を併用したのではないかと思われる処方にしばしば出会う．「多剤併用に至るのは患者の要求に応えてしまう医師である」とか「希望通りに処方を変えてくれる医師のもとに患者が集まる」などという話も耳にすることがある．

薬剤の効果が安定して現れるまでには，また同時に環境や性格についても考えていくためには，ある程度の時間が必要であることを，患者に対してわかりやすく説明することは，精神科医にとって極めて大切な精神療法である．それを一般的な知識として社会に広めていくことも必要であろう．「説明が不十分だから薬剤を増量せざるをえなくなっているのではないか」と，常に自らの診療を振り返っておきたいと思う．

心理内面に深く入りすぎない

時に患者が幼少期の複雑な親子関係を語り始めることがあるが，それは現在の患者の脆弱性や症状に関係していることが少なくない．しかしそれを治療の中で積極的に扱ったら症状が改善するとも言い切れ

ないし，不適切にそれが面接で重視されるとかえって精神症状が増悪することもある．心理内面を深くとりあげることは非常に難しい精神療法であり，専門家が十分に時間をとれる場合に行う治療法と考えておくべきであろう．

社会機能の向上を目標にする

精神疾患では，不安や抑うつなどの精神症状，家族との関係，行動の衝動性や自殺企図などいろいろな面がみられる．外来における面接では，「少し不安な気持ちが強まっても仕事に行くようにしてみましょう」のように，**社会機能の向上を最も重要な目的として治療を進めたほうが治療が混乱せず，症状が改善しやすいように思う**．もちろん学校や職場などの環境に明らかな問題がある場合は同時に対応する必要がある．

同じ診療環境で治療を続ける

大学病院では患者の精神症状や態度の変化が，疾患自体や社会的な環境因ではなく，研修医や学生の同席の有無によって変わったように見えることがある．部屋の構造，待ち時間，医師の服装や態度など，患者の症状表出に影響を与えそうな要因は数多いが，無理のない範囲で変えないほうが精神症状を評価しやすい．いわゆる「構造化」の問題である．

常に治療の終結を意識する

精神療法は薬物療法に比べてどこで終わりにするかが意識されずに，治療が継続されることが多い．治癒とは治療なしに生きていける状態である．それを頭に置いて治療しなければ，治療や治療者に依存した状態が作られやすいし，治療者自身も自分の治療に対する評価が甘くなりがちである．

3 臨床に役立つ精神分析の知識

通常の精神科診療に精神分析特有の知識が多く必要とは思えない．ただ，最近はどこで研修を受けるかにもよるが，転移や投影という精神分析の基本的な用語すら理解していない精神科医に出会うことがある．「治療しても持続するうつ状態」や「担当医を転々と変える患者」などの理解に最低限の知識はあったほうがよいと思うので，筆者が通常の臨床でも知っておくべきと考える最小限の精神分析用語とその周辺の考え方について概説する．なお，筆者は精神分析の専門家ではないので，理解が浅い部分があるだろう．詳細は成書を参照してほしい．

転移と逆転移

転移(transference)とは面接過程において，患者が過去に自分に

とって重要だった人物に対して持った感情を，目前の治療者に対して向けるようになるという現象をいう．肯定的な感情を伴う転移を陽性転移，否定的な感情を伴う転移を陰性転移と呼ぶ．転移は，患者が持っている心理的問題と関係することが多く，転移を解釈することで，治療に利用できるとされている．単に患者が治療者に向けた肯定的な感情や否定的な感情を，陽性転移や陰性転移と呼んでいる医師に出会ったことがあるが，**転移とはあくまで「自分にとって重要だった人物に対して持った感情」である**ことが前提となる．例えば，否定的な感情を父親に向けている患者が治療者に対して父親転移を起こしている時，治療者のちょっとした言動に極端に腹を立てたり，感情を処理しきれなくなって治療に来れなくなることもある．

転移とは逆に，面接中に治療者のほうが，過去に自分にとって重要だった人物に対して持った感情を目前の患者に向けることを逆転移(counter-transference)という．これにも陽性と陰性があると考えられる．

本来，転移，逆転移とは構造化された治療状況のもとで起こる感情であり，治療場面で解釈して治療に役立てるのも構造化された状況である必要があろう．しかし患者があまりにも面接場面を居心地のよい場所と考え，症状からみたら治療を終結できそうに思えるにもかかわらず治療を終えたくないという場合や，治療場面で極端に拒否的な反応を示す場合，また医師自身が特定の患者に会う時に限って嫌な感じを自覚する時などには，転移，逆転移をキーワードにして，患者や医師自身の気持ちの中で何が起こっているかを検討すると，治療に有効

な場合がある．

　筆者は，抑うつ感は強くないのに少量の抗うつ薬のみで治療を継続している症例や，カウンセリングが長期にわたっている症例については，治療を見直す必要があると考える．ただ，転移が起こっていて，その医師と会っていれば社会機能は保たれているという場合，治療方針の修正には十分な議論が必要であろう．

分裂

　研究者ごとに微妙に定義が異なることもあるが，分裂(splitting)は「対象や自己に対しての良いイメージ・悪いイメージを，つながりなく，別のものとして自覚する」というように定義される．筆者はDSM-IV-TRで境界性パーソナリティ障害を診断するための特徴として記載されていた「理想化と脱価値化との両極端を揺れ動くことによって特徴づけられる不安定で激しい対人関係様式」は，これに該当すると考える．パーソナリティ障害が疑われる入院患者においてよく経験することであるが，自分が気にいる対応をしてくれる看護師などの医療スタッフとの関係は非常に良好であるが，希望を満たしてくれないスタッフには激しい怒りを向けることが珍しくない．その結果，極端な場合，その患者は一部のスタッフにとっては対応しやすい患者であるが，別のスタッフには対応の難しい患者にみえ，その印象の違いが医療スタッフ間の対立につながることもある．このような状況を説明するとき，この分裂という概念は特に有効であり，チーム医療を

進めていくために役立つと思われる．またこのような防衛機制をとる患者に「そんな態度はやめなさい！」と言葉で伝えてもほとんど意味がないことを早期にスタッフが理解し，情報を共有して，一貫した対応を行うことも重要である．

症候移動

　精神分析の用語とは言えないが関係する重要な概念として症候移動(syndrome shift)がある．これは言葉の通り，ある症状や疾患が軽快しても新たにほかの症状や疾患が出現することをいう．以前は疾病の経過は治癒か死か慢性化と考えられていたが，1957年にGroenがこの概念を提唱した．精神医学では，「心気症状の治療中，心気症状が軽快するとともに抑うつ症状が前景となった（身体症状→精神症状）」「ヒステリー性健忘の治療中に記憶の回復とともに強い動悸を伴う不安発作が出現した（精神症状→身体症状と精神症状）」などの場合に用いることが多い．また思春期症例で身体に原因の見いだせない頭痛が改善するとともに，親への暴力などの問題行動が出現したような場面でも用いることがある．背景には，同一の精神面の問題があっても，表に現れる症状は様々な表現型をとりうるという考え方があろう．

　近年の診断基準で重視されるcomorbidity（併存症）の観点からいえば「身体化障害が改善し，大うつ病エピソードが発症した」と解釈されかねないが，臨床家としてはしっくりこない．精神面を詳細に尋ね背景にどのような問題があるかを検討すべきであり，それに着目して

治療する時，症候移動という概念は重要である．さらに臨床家が治療開始前に治療目標を患者に説明する時や，初期の症状がよくなったにもかかわらず治療が漫然と続いている時などにも，症候移動という視点を考慮すべきであろう．

　また，最近疾患の重症度を半構造化された評価尺度で見ることが多い．例えば「抑うつ症状の軽快とともに心気症状や身体症状が出現した症例」をハミルトンうつ病尺度でみると，治療開始時は抑うつや自殺など精神症状に関連する得点が高く，治療後は精神症状に関連する得点は下がったが，心気や身体症状に関する得点が上昇したということが起こる．総得点としては大差ないが，症状プロフィールは全く異なることになる．これはハミルトンうつ病尺度の総得点が本当にうつ病の重症度を表しているといえるのかという問題にも通じるため，転帰判定も症候移動を頭に置いて検討しなければならない．

4 精神療法や面接の副作用

「副作用がある」と知ることが大切

　新しい薬剤を治療で用いるには毒性試験を含む多くの治験が必要であるが，前述した通り，新たな精神療法の技法が紹介されると十分な吟味なくすぐ治療に取り入れる精神科医や心理士がいる．その大きな理由は薬物療法と比べて，精神療法には副作用がないという思い込み

であろう．精神療法は日常での話し合いに近いものとみなされているのかもしれない．

どんな治療法でも，効果のあるものには副作用があるのは当然であり，効果の強い治療法は一般に副作用も強いと考えられる．薬物療法

COLUMN 9

認知行動療法と disease mongering

　うつ病の薬物療法の中心が選択的セロトニン再取り込み阻害薬(SSRI)になった．SSRI は三環系抗うつ薬と比べて「副作用のスペクトラムが異なる」と言ったほうがよいように思うが，一般的には副作用が少ない薬剤と理解されているようである．

　最近困ったことに出会う．使いやすい薬であると考えて，少しの憂うつ感を認めれば，ちょっとした心理・社会的要因への対応で改善しそうなうつ状態に対しても，すぐに SSRI を処方する医師が少なくない．強い副作用があることを意識し，本当に効果が期待できる患者を明確にしようと，診断に力を注いだ三環系抗うつ薬の時代とは隔世の感がある．SSRI は，さらに一部の不安障害にも用いられるようになって，うつ状態の中の鑑別診断だけでなく，不安と抑うつの鑑別や合併を検討する場面も減ったようである．

　同じことを認知行動療法にも感じることがある．どのようなうつ状態も認知行動療法の適応となるかのように書いてあるテキス

でいえば，強い眠気を生じさせる抗不安薬を，本来覚醒して活動しているはずの日中に服用すれば眠気は副作用であるが，眠前にのめば睡眠へのよい効果（主作用）となる．すなわち効果（主作用）と副作用はその薬剤がもつ作用のうち，患者の置かれた状況にとって都合のよいも

～～～～～～～～～～～～～～～～～～～～～～～～～～～～～～～～～～

トが少なくない．どのようなうつ状態にも用いうるのであれば，診断を明確にしようと思わないのは当然である．しかし臨床で多様なうつ状態を診ていると「どのようなうつ状態にも効く」という言葉には違和感がある．

SSRI も認知行動療法も適切に利用するには診断を明確にする必要があるし，多くの専門家はそうしているのであろうが，一部の治療者の安易な利用がうつ病診断を曖昧にし，うつ病の範囲を広げているようにも思う．製薬会社が SSRI の販路を広げるためにうつ病の範囲を不適切に広げた（disease mongering，疾患喧伝）といわれることがあるが，認知行動療法もいまやメンタルヘルス産業や一部の医療機関，出版社などの収入源になっているし，認知行動療法のできる心理士を養成することで生き残りを図ろうとする大学もあるように思う．認知行動療法も disease mongering の観点から検討すべき時期であろうか．

（精神科治療学 26：1486，2011 年 11 月より一部改変）

のを効果(主作用)と扱い，不都合なものを副作用と考えているといえる．精神療法も同様に考えたほうがよい．

筆者は薬物療法と同様，精神療法の副作用について，「原因」という観点から，治療者の知識や技術の問題と治療法自体の問題に，また「副作用の内容」という面で精神症状，治療者への依存，家族への影響に分けて考えている．以下にそれぞれについて述べる．

副作用はなぜ起こるのか

治療者の知識や技術の問題

まず治療者の知識や技術の問題として，薬物療法で対応する副作用を探すと，「統合失調症であるにもかかわらず，うつ病に対する薬剤を処方したため，幻聴が活発になった」などというように適応とはいえない疾患に薬剤を投与した場合や，「高齢の患者であるにもかかわらず，睡眠薬の初回投与量が多すぎて著明なふらつきを認めた」という不適切な薬剤の使用方法などがある．このような問題は「精神療法の適応とはいえない状態の統合失調症患者に対して，精神療法を行っていたら精神症状が増悪した」や「何とか社会機能を保ちながら生活している不安障害患者に親子関係を深く聞き始めたとたんに，情動不安定となり希死念慮が出現した」などに対応するであろう．元の精神疾患の症状と精神療法の副作用として現れる精神症状の区別が難しいため，副作用とみなされないことも多い．また，精神療法は適切に実施さえすれば，適応にならない状態はないと考えれば，適応とはいえ

ない状態に実施したという判断は下しにくく，不適切な実施方法のために副作用が出現したという考え方のほうが受け入れやすいかもしれない．すなわち治療法自体の問題というより治療者個人の知識や技術の問題をとりあげることが多い．

一般的には，予期しなかった精神症状や身体愁訴が出現した場合は，治療法自体の問題と治療者の問題，両方の可能性を常に頭に置いておくべきであろう．

🍁 治療法自体の問題

予測できないが一定の割合で必ず生じ，治療者に知識があっても防ぐことができない「薬剤アレルギー」のような薬物療法の副作用に対応する精神療法の副作用を，治療法自体の問題としてとりあげたいが，これは見いだすのが難しい．多くの場合，予期せぬ精神症状の出現は，治療法自体の問題ではなくて，治療者の知識や技術の問題とされる．しかし**認知行動療法も精神分析療法も，どれだけ熟練した治療者が行っても副作用が出うると考えて，副作用を検討することは大切である**．もちろん，治療者の熟練度に差が大きく，また熟練した治療者ほど適応を慎重に選ぶと考えれば，精神療法は薬物療法よりも技術や知識によって副作用を避けることができるとはいえよう．

どんな副作用があるか

精神症状

次に副作用の内容としては，まず第一に，精神療法中に治療目標であった精神症状がかえって増悪したり，あらたな精神症状や問題行動が出現するなどがある．これらは決して珍しいことではない．精神療法場面での精神症状をかつては転移神経症などと呼んでいたが，見方によっては，治療開始時から出現を予想し，対応を考えておいた症状でなければ，精神療法の副作用と考えることができる．「症状がとれない」との理由で紹介されてきた患者の中には，治療者からいろいろと意見を言われて，あたかも洗脳されたかのようにみえる人もいる．これは不適切な精神療法の結果であろうが，精神療法の副作用ともいえる．

治療者への依存

第二に，治療者に依存しすぎた状態になることが考えられる．治療者が診療を休むと強い不安を呈するため，心配した家族から治療者を変えることを勧められると混乱するようなケースである．その治療者がいればそれなりに精神症状が落ち着いている状態というのは，ベンゾジアゼピン系薬剤を服用していれば一応の社会機能を保っているものの薬を中止できない状態に似ているかもしれない．極端な場合，治療者もその患者を治療しているから安定している，つまりあたかも治療者も患者に依存しているかのようにみえることもある．

前述した通り，治療目標は「頼りになる人や薬を必要とせず，かつ症状もとれている状態」であると考えるべきである．「あの先生がいるから自分は安定している」という患者の状態をよい患者-治療者関係と考えてはいけないのではないか．よい治療関係は必要であるが，もし治療者が急病などで治療を続けられなくなった時に患者が大混乱に陥るのは，適切な治療ではない．

家族への影響

　不安という精神症状が出ているのは患者であるが，その原因としては家族内で抱える精神的問題が大きいような場合，精神療法の途上で，患者の不安がとれるに伴い，入れ替わるように，今度は母親がうつ状態になったなどという事態を時に経験する（☞ 109 ページ参照）．これは薬物療法では対応する副作用がない．もし家族全体を治療対象としている場合はそれに応じた検討が必要である．治療開始前に患者の症状や症状への家族関係の影響などを検討して，家族全体の問題が大きいと予想される場合は，治療開始前にあらかじめ他の家族への影響を説明しておくべきであろう．

求められる対応

　精神療法やカウンセリングでは，「言葉で患者を傷つけない」「怒りを過度に表に出さない」などの日常生活の常識は守らねばならないが，その常識の範囲に止まっていては専門性の高い治療であるとはい

えない．専門的な精神療法を実施する場合，開始前にはその専門家に相談することが不可欠であるし，治療者は精神療法をどのように用いるかを，副作用とともにきちんと学び，患者に説明する必要がある．時間をかけて心理面に深く入る精神療法ほど副作用は強く，副作用に気づかず治療を続けるとその副作用の治療が難しくなるのは薬物療法と同様である．

　精神療法の副作用は治療者自身が気づきにくいので，専門家のアドバイスは不可欠であるが，同じ学派の専門家では偏ったとらえ方になりやすい．特に最近は，うつ病，依存，トラウマなどに対して特異的に，異なる精神療法が提唱される傾向がある．個別性が強調されると専門家以外の者が意見を言いにくくなるため，治療が透明性を欠きやすい．できるだけ多くの他者の視点を取り入れる環境で，精神療法はなされ，評価されるべきである．

第7章
場面や患者ごとに検討すべき対応

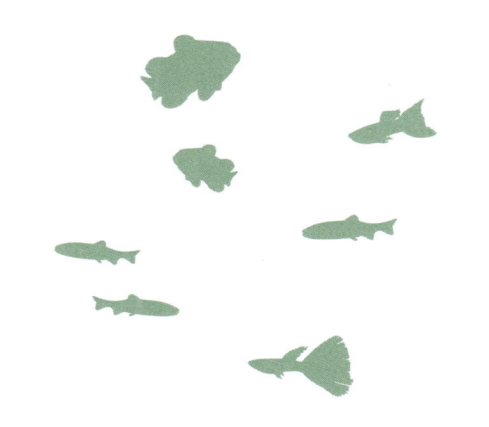

がん患者のうつ状態

　がん患者がうつ状態になった場合，しばしば精神科医に診療が依頼されてくる．身体疾患を有する患者から精神症状をどう聞き出すか，またどう共感するかなどの技法はとても重要であるが，時にその前段階で検討すべきことが抜け落ちていることがある．身体科医も「がんであるから，憂うつになるのは当然である」と考えて，身体疾患や合併症の十分な検討がないまま精神科依頼に至ることも稀ではない．

　では，乳がん患者のうつ状態で精神科医が検討すべきことは何か．現場の検討の実例を示すことにもなるので，教室での議論の一部を引用する〔☞章末の COLUMN 11（160 ページ）も参照〕．

①本当にうつ状態か．軽度の意識障害や認知症の合併や鑑別については検討したか．

②身体因によるうつ状態の可能性はあるか．もし意識障害や認知症が合併していれば身体因を徹底的に検討する必要がある．

③身体因の中でいわゆる症状性，代謝性精神障害を起こすものはないか．実はがんとは直接関係がない低ナトリウム血症や甲状腺機能低下症が見つかることもある．

④脳器質疾患に起因する可能性はないか．脳転移はよく疑われるが，白質脳症やがんの髄膜播種症は見落とされやすい．

⑤薬剤の関与はないか．抗がん剤の影響やそれが関係した白質脳症の可能性はないか．ほとんどの薬剤は副作用として中枢神経症状を呈しうるので，薬剤の開始時期とうつ状態の時間的関係の検討

は不可欠である.

　うつ状態の原因とは異なるが，乳がんの場合，治療薬のタモキシフェンと抗うつ薬のパロキセチンがすでに併用されていないか(パロキセチンが薬物代謝酵素 CYP2D6 を阻害することにより，タモキシフェンの活性代謝物の血中濃度が減少するおそれがあり，タモキシフェン治療中のパロキセチン使用は，乳がん死亡リスクを増加させるという報告がある)などもここで検討したほうがよい．また②〜④の検討を行う場合，転移の有無を含めたステージ分類や抗がん剤を含めた処方内容を精神科医が知らないまま，精神科の初期治療に入ることはあってはならない．

　年齢からみて統合失調症は考えにくいとすれば次にはうつ病症状を確認し，さらにはがんへの罹患をどう受け止めているか，その他の性格環境因はどうかを評価する．それに応じて，性格環境因を一緒に検討していくのか，抗うつ薬を併用していくのかなどを検討する．その場合の抗うつ薬の選択については薬物相互作用を十分考慮しなければならない．

　ただ，がんへの罹患や死の恐怖などがうつ状態の主な原因となっている場合の対応について，精神医学は十分な方法をもっていない．とはいえ精神腫瘍学(サイコオンコロジー)の領域では面接技術が多く開発されているので，常識的な範囲の対応にとどまることなく，精神腫瘍学などが提供している新しい情報をできるだけ集めることが不可欠である．

身体症状に心気症症状が加わった状態

例えば「糖尿病性末梢神経障害は確かにあるが，その程度に比べて患者の訴えるしびれ感が強い」という場合や，「顎関節症の骨病変はあるがその病変に比べて痛みや開口障害が強い」といったように，身体疾患による身体症状はあるが，それに見合わないくらいに自覚症状が強い例をしばしば経験する．患者は身体科医から「精神的な問題が大きいから精神科でよくみてもらいなさい」と言われ，一方の精神科医からは「身体の病気の治療が中心になる」と告げられ，何となく突き放されたような思いを抱いたり，どこで治療を受ければよいのかわからず戸惑うことになりやすい．

このような場合は，とにかく「両方の科で治療できることを行う」という姿勢を患者に伝えることが重要である．精神科医としては疼痛や随伴する不安や抑うつに対して薬剤を用いることが多いが，それだけでなく，少しでも現在の社会機能を上げることを目的として面接を進めるのがよいと思う．その流れの中で性格環境因の検討が必要になればとりあげる．

また，身体疾患自体が重症ではないため，身体科医から精神科医に任されたかのような格好になることがある．そのような場合，個々の精神科医の身体医学の知識レベルにもよるが，身体疾患に関する相談も可能な範囲で精神科医が応じたほうが患者の苦痛や不安が和らぐことが多い．

時に身体疾患の治療をどこまで行うかが問題になることがある．内

科疾患では他覚所見と検査所見を重視して治療を決めてさほどの問題はないと考えるが，問題は頸椎症や顎関節症でしばしば実施される外科治療である．外科系の医師は，ひょっとしたら効くかもしれないと考えて手術を実施することもあり，その中には精神科医からみればあまり有効とは思えない場合もある．一方，少しでも効く可能性があるなら，手術しないことを精神科医から勧めるのも抵抗がある．そうしたことを鑑み，筆者は①所見の説明や保存的治療でできるだけ経過をみる，②もし行うとしても外科処置は適切なインフォームド・コンセントのもと慎重に行う（治療による改善の可能性と増悪の可能性，および治療しなかった場合の改善の可能性と増悪の可能性をあらかじめきちんと説明する）の2点を外科医に伝えることが多い．不十分なインフォームド・コンセントのもとで手術が実施され，改善しないとの理由で精神科に紹介された場合，精神科治療は著しく困難となり，面接にも導入しにくいことが多い．この場合は手術した医師にインフォームド・コンセントが適切であったか，検討を依頼し，再度患者への説明の機会をもつよう促すこともある，精神科治療を実施するかどうかは患者と相談しながら決めている．紹介されたまま紹介医に何も言わず精神科で治療を続けると，紹介医は自らの治療の問題点に気づかないままとなり，今後も適切とはいえない医療が繰り返されかねない．

身体疾患様病名を告知されている場合

　身体疾患として病名を付されているが，その一部に心気症や転換型ヒステリーなどが含まれている可能性がある状態がある．実際の診療で出会う機会の多いのは慢性疲労症候群，線維筋痛症，脳脊髄液減少症などである．このような病名を身体科医から告知されている患者が「身体疾患ではあるが抑うつ感などの精神症状が強い」「身体疾患としての定型的な治療を行ったが改善しないので，精神面から何か治療ができないか，あるいは実は精神疾患だったのではないか」などの理由で紹介されてくることがある．精神科医はこのような身体疾患の病名を聞くと，間違いなく身体疾患はあると考えて，そこから治療を出発しやすいが，実は元々精神疾患が含まれている可能性も否定できない．また症状の発現状況や随伴する精神症状からみて精神疾患として治療したほうがよいこともある．

　治療を始める前の対応として，身体科医と精神科医で，異なる診断名や疾患への理解を患者に伝えないように配慮する必要がある．身体科医は線維筋痛症として「痛い時は憂うつになるから精神科医に一緒に診てもらいましょう」と紹介したのに，精神科医が「心理的な原因による痛みと考えられるから，精神面の交通整理をしていきましょう」などと全然異なる説明をしていては治療がうまく進むはずがない．また身体疾患であるという告知が精神面の治療の妨げになることも少なくない．

　本来は治療に当たる身体科医と精神科医が十分に議論し，治療方針

を決めるのが第一である．しかしこれらの疾患名で診断される状態は専門家の間でも病因について意見が分かれるため，専門の異なる担当医間で意見を合わせるのは困難なことが多い．このような場合，担当医どちらの考えも医学的に間違っているとはいえないのであれば，やむをえない方法であるとはいえ，どちらかの担当医は自分の考えに合わなくても，患者の転帰を総合的に考えると，一方の医師がもう1人の医師の方針に合わせて治療したほうがよいこともある．治療途中で問題が出てきたらその時点で議論し，最良の方法を考える．

　もう1点，精神面が強く関係している身体症状を有する患者の場合，小児期からの親との関係や家族関係などを深く面接でとりあげると，身体症状は軽快してもいわゆる症候移動（☞140ページ参照）とでもいえるように精神症状や問題行動が現れることがあり，かえって身体症状を訴えていた時期のほうが生活全般のQOLは高かったのではないかと思えることがある．転帰を考える時，頭に置いておくべきであろう．

発達障害やその合併が疑われる場合

　先にも述べたが，最近，大人の発達障害が注目され，大人の精神科医にとっても見落とさないよう注意すべき疾患となった．小児期に診断されている場合は成人となってもその延長線上での対応が可能であるが，難しいのは大人になって初めて自閉症スペクトラム障害（ASD）や注意欠陥・多動性障害（ADHD）と診断される場合である．最近

ADHD治療薬を大人で使い始めることが承認されたせいか，ADHDは過剰診断になっているようにも思う．

精神科医としての十分な知識を持っている医師が，診断の結果，他の疾患カテゴリーに入りにくいと判断し，かつ生育歴からも発達障害が疑われる場合は専門医に相談すべきであろう．

過去にASDと診断されていないが，一般の精神科臨床で「疑われる」という程度の症状であれば，筆者は以下のような方法での対応，あるいは患者本人の生活上の工夫でかなり社会機能を改善できるのでないかと考えている．

①疾患や生活指導などコミュニケーションを言葉だけでなく，できるだけ図や絵を用いて視覚化する．

②アドバイスは口頭だけでなく，できるだけ書いて文字として伝える．

③説明は具体的にする(例えば「適当に休憩をとって」とは言わず，具体的に「6時から7時まで休憩をとって」と伝える)．

ADHDは治療薬としてアトモキセチンとメチルフェニデートが承認されている疾患である．薬の効果が期待される患者に処方されないのは不適当であるが，逆にたいした効果もないのに長期間続けることは絶対避けねばならない．用いる場合は継続と中止の指標をあらかじめ患者とよく相談し，「効くのに用いられないことがないように」，また「効かないのに長期間継続されることがないように」配慮する．一方，**生活指導など薬物療法以外の対応や治療も十分説明し，患者の意向を尊重して治療方針を決める必要がある**．

認知症症状を認める場合

　認知症患者の治療として薬物療法の重要性が強調されているが，レビー小体型認知症などにおける注意障害や意識変動への効果を除いて，実際の効果はそれほどでもない．それなのに薬を出して何となく治療したような気になって，それ以外の対応をしない医師が最も困る．認知症医療で最も大切なのはどのように社会生活や家庭生活を維持するかである．ただ，診察室の医師は多くの場合，患者の生活状況を把握しきれていないことが多く，また状況をよく知っている援助職

Column 10

認知症のBPSDにも非薬物的対応が大切

　認知症のBPSDに対してある薬剤の有効性を検証しようとしたが，プラセボと差が出なかったという話を聞いたことがある．興味深かったのは，臨床試験導入と同時にプラセボ群でもかなりBPSDが減るため，実薬との差が出なかったらしいという点である．試験に入ると来院回数が増え，担当医もふだんより時間をかけて面接し，周囲も丁寧に接することなどがBPSDを減らすようだ．この結果は非薬物療法が薬物療法に劣らない，時には優ることを示している．過去の臨床試験であり，薬剤にとっては「失敗した試験」なので結果は公表されないらしいが，これこそ公表してほしいデータである．

からの情報もあまり得ていない．**認知症においては援助職から積極的に情報を得るとともに，協力を依頼する姿勢をもつべき**である〔☞ COLUMN 10（157 ページ）も参照〕．

家族のみで相談に来た場合

時に家族のみが初診の形で相談に訪れることがある．この場合の対応や事務的な扱いには施設差があるようである．筆者は以下のように対応している．

①本人の受診がないため，事務的には相談など，診療とは異なる扱いにする．

②院内の規定などが関係して，自費診療の形で診療録を残さないといけない場合は，来院した家族の名前で診療録を作る．

来院した家族に対しては，「家族から聞いた情報であり実際に本人を診察すると全く異なる結果が出ることも珍しくない」と告げたうえで，可能性のある診断名や来院を促す方法などを説明する．「前の医療機関では『本人が来ないと何もわからない』と相手にされなかった」という家族の話を聞くことがあるが，ほとんどの場合，家族も困り果てての来院なので，**法律的，倫理的に問題のない限り，できるだけ対応するという姿勢はもちたい**．

患者自身を来院させる方法について，経験のある多くの医師は伝えている方法だと思うし，筆者もよく話すのは，例えば来院を拒否する子どもに対してかける言葉としては，「調子が悪そうだから，病院で

みてもらおう」ではなく,「調子が悪そうに見える.おそらく病気ではないとは思うし,あなたは困ってもいないようだが,親としては心配でしかたない.親の心配を和らげるために一緒に病院に行ってほしい」のほうがよいであろう.知識の乏しい親が病気を疑うよりも,「とりあえず困っている親の心配を和らげるために受診してほしい」というほうが真実にも近い.

COLUMN 11

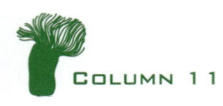

リエゾンはバトルである！

　筆者は若い精神科医に「リエゾンはバトルである！」とよく言う．極端な表現ではあるが，例えば内科疾患のリエゾン診療では内科医がある程度精神医学の知識をもち，精神科医もその内科疾患を知り，境界部分では両者が診断，治療方針などについて十分議論しないと良い診療にはつながらない．内科医が「精神的な問題だと思う」と一方的に精神科医に依頼し，それを議論もなく引き受けるのは不適切である．精神科医は自分の勉強した知識を基に，「この検査は必要ないのか」「この疾患は除外されているか」などと真剣に議論する必要があるし，内科医には精神科医に対して「精神科診断はどうなるか」「どのような治療が必要か」「どのような経過や転帰が予測されるか」を厳しく尋ねてほしいと思う．両方の科の医師のそのような姿勢がリエゾン診療には不可欠である．

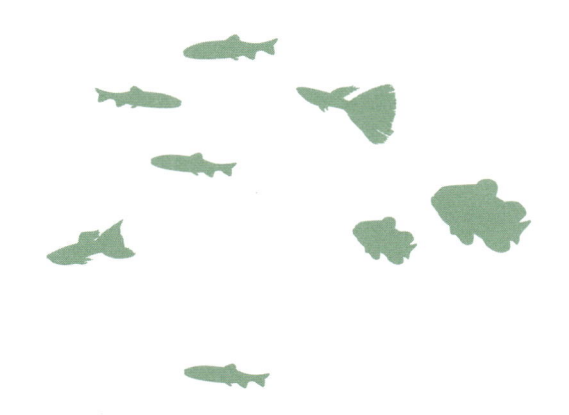

第 8 章
症状評価・操作的診断基準の考え方

1 症状評価

測定方法の種類

　臨床場面で精神科患者の呈する様々な症状や行動を定量的に評価し，数値として表示する方法を「精神症状測定」あるいは「計量精神病理学」と呼ぶ．精神症状測定の方法には，評価あるいは記入する者が被検者自身（患者）である質問票（自己記入式質問紙）と，他者（医師や心理士）である評価尺度と面接法（面接基準）とがある．他者が評価する場合，観察，評価の方法がどれほど前もって指定されているのかが問題となり，詳細な指示が与えられている場合を「構造化面接」，やや詳細な指示が与えられている場合を「半構造化面接」，特に観察や評価について指示が与えられていない場合を「非構造化面接」と呼ぶ．すなわち構造化面接が面接法あるいは面接基準に，非構造化面接が評価尺度に相当すると考えてよい．

　一方，心理テストという観点からみると，通常，知能検査，性格検査，その他に分けることが多く，性格検査はミネソタ多面人格目録（MMPI），矢田部-ギルフォード性格検査（YG）のような質問紙法，ロールシャッハテストのような個人を対象に行う投影法，質問紙を用いるが投影法と考えられる文章完成テスト（SCT），絵画欲求不満テスト（P-Fスタディ）などに分けられる．

目的と実施のポイント

　精神症状測定(質問紙，評価尺度，面接基準)の目的は，概ね，①重症度評価，②スクリーニング，③診断，④症状プロフィールの把握の4つに分けることができる．個々の測定法は特定の目的のもとに有用性が保証されているため，原則として別の目的のために転用することはできない．例えば「ハミルトンうつ病評価尺度(HAM-D)」は"うつ病"という臨床診断の下された患者について，その抑うつの程度(重症度)を数量化することを目的としている．よってうつ病ではない者の抑うつの程度を測定したり，何点以上をうつ病であるとする診断のために用いたりするのは正しくない．

　スクリーニングはある集団の中から特定の病的状態である可能性が高い者を抽出する方法である．すなわち多数の集団から認知症や神経症の疑いのある者を抽出して，二次調査にまわすために実施する．診断を目的とする方法では，何らかの診断基準に準拠した診断が決定される．例えばSCID(Structured Clinical Interview for DSM)という構造化面接によってDSM診断を決定することができる，などである．

　症状プロフィールの把握とは，被検者の症状や行動を複数の変数で数量的に表現することをいう．精神現在症の一部を数量化して，プロフィールを示していると考えることもできる．

　自己記入式質問紙を含む多数の心理テストを実施している医師や医療機関は少なくないが，多くのテストを実施すれば，そのうちのどれかで精神症状をうまく評価できるかもしれないと考えて複数の心理テ

ストを多く行うのは患者の負担を増やすだけで好ましくない．**心理テストは「何を評価したいか」が明確になって初めて，テストを選べるのであって，それが明確でない時は実施すべきでない．**

臨床での必要性と用い方

構造化面接と評価尺度

診断基準ごとに構造化面接が，また評価対象とする疾患や症状ごとに評価尺度があるといっても過言ではないほど，構造化面接や評価尺度は数多く開発されている．ただ，構造化面接にしても評価尺度にしても聴取する項目が決まっているので，特定の項目の評価には用いうるが，広く患者の精神世界全般を理解することはできないと考えたほうがよい．よって一般的な診療に用いるべきではない．精神世界全般を評価するためには，一般的な面接で，しかも開かれた質問(open question)に重点をおいた面接が不可欠である．しかし，必要なことも聴取できない下手な面接よりは，精神現在症把握のためのrequired minimum として，評価尺度や構造化面接を用いることは有用であるかもしれない．一方，研究のために複数の評価者間にずれが生じると困るような場合，構造化面接や評価尺度は有用であるが，それは診療とは別次元と考えるべきである．

以前，若い医師が「うつ病の患者に HAM-D をやったら 25 点だった．もっと軽いかと思っていたけれど，評価尺度ってやってみるものだなぁ．ちゃんとわかる」と言っているのを聞いたことがある．この

発言は「HAM-Dの得点と自分の面接からみた重症度がずれており，HAM-Dの評価が正しいと考えた」ということを意味している．HAM-Dが適切に精神症状を評価できること（妥当性）を検証するための，基準となる指標は熟練した面接者の評価である．HAM-Dはあくまで面接の補助に用いるべきであり，面接と評価がずれたら，面接のほうを基準に「HAM-Dが不適切なのではないか」「HAM-Dの使い方を間違えたのではないか」と考えなければならない．HAM-Dで自分の面接が十分でなかったことを知るというこの若い医師のような考え方は，評価尺度の基本を理解していないと考えられるが，最近はこのようなとらえ方が広まりつつあるのかもしれない．こうした状況は面接能力の低下を意味しているのではないかと危惧している．

🍀 スクリーニング検査

診察前にコーネル・メディカル・インデックス（CMI）や精神健康調査票（GHQ）などの自記式質問票の記入を求める医療機関は少なくない．これらの得点が区分点以上であるとか，この傾向の症状が多いなどという所見は診察で参考になり，診療に活かす場合の最も標準的な使い方である．精神症状評価や精神疾患の診断の代用として自記式質問票を使えないかとの質問を時々受けるが，それは不可能である〔☞ COLUMN 12（次ページ）も参照〕．最近，自閉症スペクトラム障害の診断に自信がない医師が自閉症スペクトラム指数（AQ）を診断のよりどころにしすぎているような印象がある．これもあくまでスクリーニング検査であり，偽陽性も偽陰性も多く，診断に用いてはならない．

時に誤用されるのが改訂長谷川式簡易知能評価スケール(HDS-R)である．これは認知症などで行われる知能検査で，見当識や計算などの知的機能を測る問題が並んでいるため，**診断確定に用いうると誤解されやすいが，あくまでスクリーニング検査である**．極端な例とし

Column 12

面接ではわからないが自記式質問票ではわかる？

20年くらい前にアレキシサイミアという概念を研究していたことがある．感情を言葉で表現することができない傾向のように理解されており，「失感情症」と訳されることが多かったが，筆者は「感情言語化困難傾向」あたりがよいと考えていた．細々と議論が繰り返される中，アレキシサイミアが評価の容易な概念となり，論文が飛躍的に増加したのは Toronto Alexithymia Scale (TAS) などの自記式質問票が紹介されてからであった．しかし筆者は「質問票で評価できるが，面接で評価できない」のは面接能力が不足しているか，概念自体が不適切であると考えており，TASで何点と出てもそれを自分の面接で評価するのが難しいことに悩んでいた．論文を量産している内外の研究者に「概念をどうとらえ，面接でどう評価するか」とたびたび尋ねたが，納得できる答えは得られなかった．

自記式質問票が臨床で意義を有するかどうかについて，かつては基準関連妥当性などと称して，面接による評価との関連性を重

て，「長谷川式が24点だから認知症の可能性は少ない」とか「18点だからおそらく認知症である」と医師から説明されたという患者に出会ったことがある．HDS-Rの場合，30点満点中20点以下だと認知症の可能性が高いと判断されるが，この20点はあくまでスクリーニ

～～～～～～～～～～～～～～～～～～～～～～～～～～～～～

視していた．最近は構成概念妥当性の1つと称し，様々な統計手法を活用して妥当性を示した論文が公表される．その後に面接との相関は必ずしも示されないまま，その質問票を用いた研究が飛躍的に増え，臨床で用いられることもある．研究者に面接でどう評価するかを尋ねても，「それは難しいし，必要ない」という答えを当然のように返されて戸惑う．

業績に直結する研究報告としてまとめやすいせいか，質問票の開発やそれを利用した研究論文が多く発表されている．研究者には面接での評価が難しい概念を自記式質問票で評価する研究手法を再考してほしいし，そのような手法が許容されることは面接の下手な精神科医や心理士を増やすことにもつながる．アレキシサイミアは安易な自記式評価方法の流行によって，かえってその概念の本当の価値が見失われ，臨床の場から消えていくのかもしれない．

（こころの科学 No.158，2011年7月より一部改変）

ングのための区分点であり，偽陽性も偽陰性もあることを前提として一応決めた値である．したがって 20 点以下であれば二次検査を実施することになるし，20 点を超えていても詳細な検査をしたほうがよいことも多い．

🍁投影法による心理検査

投影法とは，曖昧な刺激を与えその反応を基にその人のパーソナリティなどを評価する検査である．中でも代表的なロールシャッハテストは検者が行う投影法による検査であり，SCT や P-F スタディは質問紙を用いる投影法による検査で，結果は単純な得点計算ではなく専門家が解釈することになる．

これらは担当医から検査を実施する心理士に対し検査の目的がきちんと示された場合，心理士はその目的に注目してテスト結果を解釈できるので検査が有用となることが多い．逆に，**担当医が目的も明示せず検査のみ依頼しているような場合は，検査をしてもあまり意味はない**．つまり検査はただ実施すればよいというものではなく，具体的な目的をはっきりと明示したうえで行うことに意味があるのである．また，解釈する心理士の能力によってテスト結果の有用性にばらつきが大きいことは，検査における最大の問題である．

2 操作的診断基準

操作的診断基準と従来の診断体系の相違

　最近ではDSMやICDを操作的診断基準と呼ぶことが多いが，この用語自体の意味はやや曖昧である．これらの主な特徴としては，①原因論に触れない，②(評価する者によって不一致の起こりにくい)観察できる症状を一定の水準で評価する，③複数の症状が一定の水準を満たすかどうかで診断を下す，④客観性を求めるなどがあげられる．ここで用いられる「操作」とは，長さなどの概念は測定の手順といった操作をもって定義されることから転用されているようである[1]．

　実際の診断手順について，ICD-9の神経症性抑うつとDSM-IV-TRの気分変調性障害を例にとってみていきたい．まずICD-9の神経症性抑うつの項目には以下のような記載がある．「ふつう苦痛な体験に続いて認められるが，この体験に不相応なうつ状態を特徴とする神経症的障害である．その特徴として…(中略)…疾患に先立つ精神的外傷(例えば大切な人や物を失ったこと)への没入が多くみられる．…」．次に，DSM-IV-TRで神経症性抑うつに最も近い概念は気分変調性障害である．気分変調性障害は，抑うつ気分が少なくとも2年間持続し，いくつかの症状や社会機能の障害を有し，他の疾患との合併や鑑別が一定の基準を満たした時，診断される．

　この両者を比較した場合，横断面の症状・特徴に相違点は少ない

が，神経症性抑うつでは「苦痛な体験に続いて認められる」という病因と考えられるような問題の確認，および「この体験に不相応なうつ状態」という体験と抑うつの関係の評価が求められている．一方のDSMでこのような記載がないのは，評価の難しい側面，あるいは評価者間一致度が低くなりやすい面をできるだけ排除しようとする流れに由来するのであろう．

すなわちICD-9の「神経症性抑うつ」では診断を付けるための面接の段階で，すでに精神症状に関係する性格環境要因をある程度聴取することになり，心理・社会的側面への対応，すなわち薬物療法以外の対応が見えていた．また診断のために種々の情報を聞き出すこと自体が精神療法的側面をもっていた．しかしDSMやICD-10，特にICD-10-DCR(The ICD-10 Classification of Mental and Behavioural Disorders. Diagnostic Criteria for Research)などの診断基準では，現在みられる症状項目をチェックするだけで診断が可能であるかのように作られており，診断からは心理・社会的側面が全く見えない．

従来の診断体系はICD-9に類似しているが，評価者間の診断一致度が低いという問題がある．そのためDSMなどの新たな診断基準が登場した．よって従来の診断体系に戻るのがよいとは思わないが，両者の背景を理解し，どう組み合わせて使っていくかは，今後の精神科臨床や教育における大きな課題である．**筆者は当面は従来の診断体系と操作的診断基準の両者を適切に併用していくしかないと考えている．**

操作的診断基準の不適切使用

記載の厳密な適用

　例えばうつ病性障害について，DSM-IV-TRの大うつ病エピソードに書かれている「ほとんど1日中，ほとんど毎日の抑うつ気分」「ほとんど1日中，ほとんど毎日の，すべて，またはほとんどすべての活動における興味，喜びの著しい減退」などの症状は，かなり重症であることを示しており，厳密に判断するとこれらの症状が「あり」と考えられる症例はそれほど多くない．しかし「ありか，なしか」という判断を求められると，「常識的」な考えが働くのか，少しでも認めると「あり」と判断する医師が少なくない．この結果，大うつ病エピソードという診断が下されやすくなる．あらゆる疾患の診断に関するすべての項目において重要であるが，該当するかどうかは厳密に判定する必要がある．

すべての項目を評価しなければならない

　「ICDやDSMで診断した」という話の詳細を尋ねてみると「患者をみた」→「うつ病を疑った」→「診断基準のうつ病性障害の記載にあてはまることを確認した」→「うつ病性障害と診断した」→「診断手順終了」という思考過程をとっている研修医が少なくないし，中には教える側も疑問をもっていない場合さえある．当然のことながら，実際に診断を下す際にはこれでは不適切である．例えばDSM-IV-TRはI軸（臨床的介入の対象となる障害），II軸（パーソナリティ障害と

知的障害)に記載されているすべての障害についてあてはまるかどうかを評価し,合併する障害(comorbidity)については,診断基準に「重複とは扱わない」と記載されている場合を除いて,すべて記載する必要がある.ICDでも合併する障害の有無は評価すべきである.先ほどの研修医のような思考過程をとれば,いろいろな精神疾患を知らない医師ほど,疑う精神疾患の数も少なく,診断に時間がかからないということになり,当然誤診も起こりやすい.極端に言えば,うつ病しか知らない医師はどのような精神疾患を診てもうつ病にみえてしまうことになりかねない.この点は最近のプライマリケア医へのうつ病啓発活動において,問題点としてすでに現れているように思う.

　従来の神経症性抑うつは気分変調性障害に近いといわれるが,合併する障害まで適切に評価したら,気分変調性障害,社交不安障害,鑑別不能型身体表現性障害,自己愛性パーソナリティ障害,依存性パーソナリティ障害の診断基準をすべて満たす症例であったなどということもある.こうなると治療方針を立てるのは難しいし,それはDSMを臨床でどのように用いるかを再考する機会ともなる.総じて,**操作的診断基準を操作的に用いなかった時の弊害は非常に大きい**.

〈文献〉

1) 佐藤裕史,German EB:操作的診断基準の概念史.精神医学 43:704-713,2001

3 治療ガイドライン

ガイドラインの成り立ち：EBM と EC

治療ガイドラインには evidence-based medicine(EBM)によるものと expert consensus(EC)によるものの2つがあるが，この2つはきちんと区別しておく必要がある．EBM によるガイドラインは一定の基準に達する先行研究を基に，一方の EC によるものは専門家とみなされる人の合意によって作成される．前者は適切な報告がなければ作りえないが，後者は一定の臨床家を専門家とみなせば比較的容易に作りうる．EBM は臨床経験の少ない医師でも，エビデンスを示せば専門家に対抗して議論できるのに対して，後者は専門家が教えるという姿勢が前提であり，EBM に基づいたデータで修正されることはあっても，純粋に議論できる部分はより少ない．

「精神疾患の治療では身体疾患に比べてエビデンスが少ない」と言われる．エビデンスを得るのが容易でない背景には，症例ごとに性格や環境要因，症状や治療効果の判定指標が多彩であること，個体差が大きいことなどがある．その結果，EBM に基づくガイドラインも少ない．さらに最近はガイドラインという言葉が雑誌などで氾濫し，単に「私の治療」にすぎない治療がガイドラインとして記載されていることもある．EBM に基づくガイドラインのほうが科学的には正しいが，臨床的には EC に基づくもののほうが用いやすいなどということ

もあり，どちらかを絶対視することはできない．ただ，このようなガイドラインの背景は知っておく必要がある．

用いるうえでの心得

ガイドラインが必ずしも最良の治療を保証するものではないとしても，自分の臨床経験に頼っただけの治療方針が許容され，施設によっては最低レベルの治療すら保証されていない精神医療の現状を考えると，少なくとも最低限の治療レベルを保つためには，ガイドラインの限界を知ったうえで用いることが有用であろう．ただ，エビデンスの見つけやすさが関係するのであろうが，ガイドラインでは非薬物療法よりも薬物療法の手順が圧倒的に多く示されているため，**個々の医師の知識や技術をガイドラインにどの程度上乗せできるかが臨床の質を決定すると**，筆者は考えている．

第 9 章
薬物療法の大原則

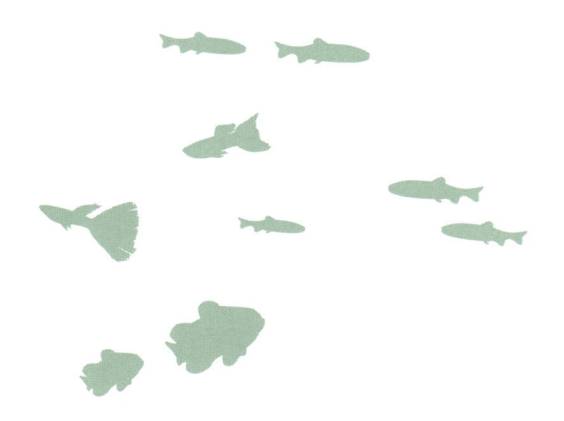

通常の診療には薬物療法の知識が不可欠

薬物療法について本書で詳述するつもりはないが，適切な診療に薬物療法は不可欠である．特に精神療法専門外来などとは異なる通常の外来診療は，医師の薬物療法に関する知識と適切な説明があって初めてうまく進めうると考える．本章では特に系統的に薬物療法について記載するわけではないが，筆者が研修医に必ず伝えていることを中心に取り上げたい．

単剤投与を心がける

できる限り単剤による治療を心がける．抗うつ薬や抗不安薬，睡眠薬，それぞれの中で2種類以上を重ねるのは好ましくない．また抗うつ薬と抗不安薬，抗不安薬と睡眠薬の併用なども本当に必要かを十分検討すべきである．抗うつ薬としてトラゾドン(デジレル®，レスリン®)やミルタザピン(リフレックス®，レメロン®)，抗精神病薬としてオランザピン(ジプレキサ®)などを用いている場合は，不眠に対して睡眠薬を用いず，これらを就寝前に服用することで，睡眠を改善できないか検討すべきである．また入眠障害と早朝覚醒を両方有する症例で，短時間作用型と長時間作用型の睡眠薬を併用する医師がいるが，通常，長時間作用型で量を調整することが原則であると考える．

最初の薬剤で症状が改善しない場合は複数の薬剤が必要になることもあり，それが良くないとは検証されていないという考え方もある

が，筆者としては，副作用や薬物相互作用を考慮し，治療のリスク，ベネフィットを勘案すると，**薬剤の種類はできるだけ増やすべきではない**と考えている．

向精神薬療法以外の対応も必ず考える

　繰り返しになるが，薬物療法以外の対応も頭に置いておく．例えば，「眠れない」と聞くとすぐベンゾジアゼピン系の睡眠薬を処方する医師は多いが，本来は処方前に，家族などから本当に眠っていないかを確認すべきであり，また騒音など睡眠環境が不適切ではないか，夕方以降のコーヒー，お茶など睡眠を妨げる生活習慣はないかなども尋ねる必要がある．

　最近は憂うつだと言う患者に対して，すぐに抗うつ薬を処方する医師が増えた．うつ病の早期発見，早期治療が広まったことは好ましいが，一方で，少しだけでも話を聞けば改善する可能性のあるうつ状態に対しても安易に抗うつ薬が処方されている傾向も否定できない．

　十分な情報を得て，薬剤以外の治療も考慮したうえで向精神薬療法を実施するかどうか決めるのが本来の治療であろう．向精神薬を処方する時，向精神薬に優る方法が本当はあるかもしれないと，一度は立ち止まって考えてほしいと思う．

年齢や身体疾患を考慮して少量から開始する

　特別な対象として肝疾患をもつ患者や高齢者に治験が実施されることはあるが，添付文書における向精神薬の用量は，一般的には健康成人に対する治験を基に決められる．このため年齢や体重，合併する身体疾患などを考えると，しばしば添付文書の用量が多すぎると思われることがある．向精神薬には多くの副作用があり，特に高齢者では転倒や循環器への影響などによって重篤な状態につながりやすい．一部の身体科医は「向精神薬は精神面に影響のある薬剤で，少しくらい多めに用いても身体には問題ないだろう」という思い込みがあるかのように，高齢者の不眠に対して成人量の睡眠薬を投与したり，せん妄に対して多めの抗精神病薬を処方している場合がある．また精神科医であっても投与量が多いことがある（☞ COLUMN 13 も参照）．

　処方時は最小量の錠剤でも多すぎる場合があることを頭に置いて，少量から，特に高齢者では常用量の1/3～1/5程度から開始し，2～3日ごとに増量していくという慎重な姿勢が必要である．その点で散剤のある薬剤は使用しやすい．

効果のプロフィールによる抗不安薬の使い分けは不要

　抗不安薬の中でも肩こりにはエチゾラム（デパス®），不安にはロラゼパム（ワイパックス®），うつ状態を伴う場合にはアルプラゾラム（コンスタン®，ソラナックス®）などと使い分ける医師に出会ったことが

あるが，抗不安薬間で使い分ける価値があるほど効果に差はない．むしろ，副作用や効果について十分知っている薬剤を 1〜2 剤もって，その量で調整することを考えたほうがよい．これは抗うつ薬でも同様である．

ベンゾジアゼピン系薬剤は興奮を強めることがある

興奮や異常な行動など何らかの精神症状が認められた時，「まずは

COLUMN 13

必須薬

　自分が処方する機会の多い薬剤の添付文書は熟読し，大切な部分は記憶しておかねばならない．そう考えた時，1 人の医師は何剤を頻用薬剤としうるのであろうか．次々に「似ているが少し異なる薬剤」が発売され，多種類の薬剤を使うがどれも使いこなせていない若い精神科医が増える現状で，添付文書情報すら頭に入れていないというマイナスと，新しい薬剤がもたらすであろう治療上のプラスを勘案して，自ら使いうる薬剤を決めるべきではないか．日本ではあまり取り上げられないが，少ない種類の薬剤を熟知して効果的に用いるという「必須薬」の考え方はもっと広まってよいように思う．

（精神科治療学 24：767-768, 2009 年 7 月より一部改変）

ジアゼパム」のように，とりあえずベンゾジアゼピン系薬剤を処方する医師に出会うことがある．たとえ不安が前景に立っていても，それが統合失調症や躁うつ病に起因している場合，その処方は効果がないばかりか，かえって症状が増悪することも少なくない．高齢者ではベンゾジアゼピン系薬剤に起因するせん妄が現れることもある．鎮静作用を期待して用いられる機会の多いベンゾジアゼピン系薬剤が，時にかえって興奮を強める奇異反応と呼ばれる副作用を引き起こすことは必須知識である．

ベンゾジアゼピン系薬剤を安全な薬剤と考えない

　上記の話とも関連するが，ベンゾジアゼピン系薬剤は安全性が高い薬剤である反面，副作用も多い．特に高齢者では運動失調や脱力による転倒が大腿骨頸部骨折などの重篤な病態につながりやすく，また眠気や傾眠のため認知症やうつ病と誤診されることもある．高齢者にベンゾジアゼピン系薬剤を処方する場合は，夜中にトイレに行くために階段を昇降させない，すなわちトイレと同じ階で就寝するように指導することが必要である．足下がふらついていることに気がつかない，**自らの運動失調に対する病識がない状態になりやすい**ことも転倒のリスクを大きくする．これは若年者でも同様である．また服用後，覚醒した状態で普通に生活していたにもかかわらず，後でその部分の記憶が失われているという前向健忘もしばしばみられる．循環器系に対する安全性が高いからという理由で安易に用いるのではなく，副作用に

ついても考慮したうえで処方を考える必要がある．

エチゾラムは他の向精神薬と同様の注意が必要

　多くの精神科医はエチゾラム（デパス®）について，ベンゾジアゼピン系薬剤と同様の効果や副作用があると理解している．ところが本剤は向精神薬指定がなされておらず，30日以上の処方が可能であるため，身体科医の中には向精神薬と同等の注意が必要であるとは考えていない医師も多い．このため，エチゾラムを処方された状態で身体科医から診察依頼のあった患者に対し，薬の性質を説明すると，「そんなことは聞いていなかった」と言うことが少なくない．エチゾラム処方時に精神科医がすべき説明だけでなく，すでに処方されている紹介例には正しい説明をし，かつ治療関係が適切に進むように配慮する必要がある．

軽症のうつ状態には抗うつ薬が有効でない可能性がある

　最近発売されたいくつかの抗うつ薬では，うつ病およびうつ状態の患者において，日本で初めて，治療開始時から実薬とプラセボの効果を比較する二重盲検比較試験が行われた．ミルタザピン（リフレックス®，レメロン®）の治験では，主要評価項目であるハミルトンうつ病評価尺度（HAM-D）の合計スコア（17項目）の投与開始前からの変化量は30 mg群で−13.8点，プラセボ群で−10.4点となり，ミルタザ

ピン 30 mg 群のプラセボ群に対する優越性が検証された(P=0.0065)．一方で，プラセボ群でも HAM-D 得点が 10.4 点低下したことは見逃せない．

またデュロキセチン(サインバルタ®)の治験ではデュロキセチン 40 mg 群と 60 mg 群を併合した群の HAM-D は −10.2 点低下し，プラセボ群に対する優越性が示されたが，こちらもプラセボでも 8.3 点低下している．さらにこの治験では，事後的に解析したパロキセチン群とプラセボ群との比較で，両群間に有意差がみられなかったとしている．

これまで日本では，大規模な研究でうつ病に対してプラセボがどの程度有効であるかを示したものはなかった．この治験は，プラセボであっても HAM-D 得点が 8〜10 点下がる可能性と，抗うつ薬とプラセボの差は HAM-D 得点で 2〜3 点であることを示している．ミルタザピン以前に発売された抗うつ薬では病相期の効果について，既存の薬剤との比較のみで，プラセボとの比較をしていないため，日本の治験でこの結果が出たことの意義は非常に大きい．その後治験が実施されたエスシタロプラムでも類似の結果である．

今後，抗うつ薬を処方する際は，その前にプラセボの有効性や実際の抗うつ薬との差が説明されるべきである．かつてうつ病では「抗うつ薬が効きますから飲み始めましょう」と説明すべきとした教科書もあったが，上記の研究結果は**「抗うつ薬で改善しますが，日本の臨床試験のデータをみると薬効のないプラセボでもある程度よくなっています．抗うつ薬を飲んでみますか」**が適切な説明であるといえること

を示している．

　科学的に正しい説明は面接を円滑に進めるための前提である．説明内容は治療開始時や開始後のアドヒアランスに影響するであろうし，特に抗うつ薬服用後に重篤な副作用を認めた時，その薬剤を服用しなかった場合の改善の可能性がきちんと説明されていたかが問題視される可能性もある．

抗うつ薬の選択は副作用を指標とすべき

　SSRIは三環系抗うつ薬に比べて抗コリン性の副作用が少なく，また循環器系への影響も少ないので大量服薬時に致死的になりにくいというメリットがある．一方，問題点としては，嘔気や頭痛，下痢などの副作用が多い，薬物相互作用に注意すべき薬剤が多い，値段が高い，などが挙げられる．

　ミアンセリン（テトラミド®）はコントロール不良の糖尿病には慎重投与であるように，耐糖能低下が起こることがある．ミルナシプラン（トレドミン®）は薬物相互作用という面では用いやすいが，尿閉の頻度を考えると，成人男性では用いにくい．スルピリド（ドグマチール®）のアカシジアは知識がないと対応が遅れるし，遅発性ジスキネジアは気付かないまま薬剤を継続すると不可逆性となる．

　抗うつ薬はその効果に大差はないものの，このように副作用プロフィールには差が大きい．**抗うつ薬の選択は副作用を主な指標にしたほうがよい**と筆者は考えている．

身体疾患治療薬も含めて薬物相互作用を考える

　身体疾患治療薬も含め何らかの薬剤を服用している患者では，薬物相互作用を念頭に置いて向精神薬を処方しなければならない．添付文書上，禁忌とされている薬剤だけでなく，併用注意という記載の薬剤であっても，それまで投与されている薬剤と新たに投与する薬剤の血中濃度を変化させることがあり，新たな副作用発現につながることがある．特に高齢者では何らかの身体疾患治療薬を服用している場合が多く，時に本人も自らの薬剤名を知らないことがあるため，「くすり手帳」などで確認する必要がある．

　薬物相互作用はすべての薬剤の組み合わせについて検討されているわけではないし，情報が十分にないことも多い．可能なかぎり，向精神薬を少量から開始し，副作用の発現に注意しながら増量するという姿勢が不可欠である．

フルニトラゼパムは特に注意すべき薬剤である

　睡眠薬は通常，十分な生活指導の後で，あるいは生活指導と並行して用いなければならない．その中で特に注意すべき薬剤はフルニトラゼパム(サイレース®，ロヒプノール®)である．ベンゾジアゼピン系薬剤の中で唯一，第2種の向精神薬に指定されており(向精神薬は，その乱用の危険性と治療上の有用性により，第1種向精神薬、第2種向精神薬，第3種向精神薬の3種類に分類されており，第1種向

精神薬にはメチルフェニデートなど，第2種向精神薬にはフルニトラゼパム，ペンタゾシンなど，第3種向精神薬にはトリアゾラム，プロチゾラムなどが指定されている），副作用や依存性に十分な注意が必要である．効果が強いため患者は「先生の出してくれた薬のおかげで，よく眠れた」という印象を持ちやすいが，それゆえに服用を始めると中止しにくい．外国でも持ち込めない国がある．副作用や依存性を考えると，筆者は睡眠の専門家を除いて，一般臨床には必要のない薬剤であると考えている〔☞ COLUMN 14（次ページ）も参照〕．

適切な情報を選ぶ

精神療法に関する情報は自ら書籍などで得ていくしかないが，薬物療法に関しては製薬会社のMR(medical representatives)によって，求めなくても多くの偏った情報が提供されてしまう．製薬会社が宣伝のために書いたとしか思えないような記事に，エキスパートとされている医師の写真やサインが添えられていたり，査読があるはずの雑誌に宣伝との区別がつきにくい論文が掲載されていたりする．届く情報を受け身的に頭に入れるだけではかえって不適切な知識が身に付くし，それで情報を得たような気になって，論文や書籍から適切な情報を集めない医師も少なくない．MR自身の倫理感にもよるであろうが，ここまで不適切な情報が広まっている現状をみると，MRを含む製薬会社からの情報は，中には科学的なものもあるだろうが，基本的には「宣伝であって科学ではない」という前提で接することが大切で

あろう．本当は製薬会社や出版社，そして一部の「専門家」の倫理観にも期待したいが，現状をみると難しいような気がする．**医師自ら情報を取捨選択し，適切なものを取り入れていく姿勢が求められている**のではないだろうか．

COLUMN 14

睡眠薬をめぐる問題

不眠の薬物療法に関連して，筆者が最近気にかけている問題を挙げたい．第一に，「眠れない」という訴えでは，疾患を問わず，実際の睡眠状況，痛み，頻尿などの身体不調，騒音などの睡眠環境，昼寝，お茶の摂取などの生活習慣を確認する必要があるが，それをせず直ちに睡眠薬を処方する医師が多すぎる．さらにプライマリケア医のエチゾラム（デパス®）処方は，デパスに処方日数制限がないことも関係して多くのデパス依存患者を生んでいると言われる．また薬剤に頼った精神科医の不眠治療は多剤大量処方の一因となっているだけでなく，時にはペントバルビタール（ラボナ®）やフェノバルビタールを含むベゲタミン®など，バルビタール系薬剤の安易な処方に至る．丁寧な面接よりも薬剤処方のほうが短時間の診療ですむからであろうか．

第二に，不眠でも他の薬物療法と同様に，効果だけでなく中止の基準や中止の困難さを頭に置いて薬物療法を開始しなければな

向精神薬ではプラセボ効果が大きい

　前述の「軽症のうつ状態には抗うつ薬が有効でない可能性がある」(☞181 ページ参照)の項目に示したプラセボを用いた抗うつ薬の臨床試験では，プラセボでも抑うつ感がかなり改善することが示されて

～～～～～～～～～～～～～～～～～～～～～～～～～～～

らない．フルニトラゼパム(サイレース®，ロヒプノール®)は効果が強いため頻用されるが，中止する難しさを考えると安易な処方は避けたい．睡眠障害診療ガイド(2011 年，日本睡眠学会認定委員会監修)の中で，あるタイプの不眠症の治療にフルニトラゼパムが第一選択であるかのように書かれている．十分に議論されたのであろうか．

　第三に患者や医師に対する新薬の情報提供のあり方である．「ラメルテオン(ロゼレム®)の治験で，2 週目はプラセボ群との間で効果に差がなかった」や「エスゾピクロン(ルネスタ®)は米国のみで承認されており，欧州ではゾピクロン(アモバン®)と比較して有用性が明確でないとされた」などの情報は，睡眠の専門家や製薬会社から積極的に提供されてよいように思う．

　不眠は適切な面接がなされれば薬を減らせる症状の代表かもしれない．

(精神科治療学 27：1256，2012 年 9 月より一部改変)

いる．従来の神経症に当たる病態でも，抗不安薬の治験データからみるとプラセボ効果が大きい．**向精神薬が有効であった場合，プラセボ効果が加わっている可能性を考えながらその後の薬剤の増量や減量を検討する**必要がある．

COLUMN 15

添付文書を理解する

ほとんどの新規抗精神病薬の添付文書には，警告あるいは重要な基本的注意の項目に「あらかじめ副作用(著しい血糖値の上昇から，糖尿病性ケトアシドーシス，糖尿病性昏睡等の重大な副作用が発現し，死亡に至る場合がある)が発現する場合があることを，患者およびその家族に十分に説明し，…」という意味の記載がある．副作用について，添付文書で家族に対する説明まで求めている薬剤は少なく，身体疾患の治療薬では血糖降下剤の中に「低血糖に関する注意について，患者および家族に十分徹底させる」と記載されているものがある．抗がん剤では「患者またはその家族に有効性および危険性を十分説明して…」という記載をしばしば見かけるが，「または」であり，これは告知の問題も関係するため複雑であろう．

添付文書の記載を十分知って薬物療法を行う

　筆者は研修医に対し「自分が用いる薬剤の添付文書はきちんと読め」とアドバイスする．製薬会社のパンフレットは，たとえ有名な専門家の対談であっても，その薬剤に有利な部分を強調して掲載していることが多いし，学術誌に載った論文であっても偏っていることが少なくない．現時点で最も標準的な情報が得られるのはおそらく添付文

　　精神科の日常臨床の中で家族に対する副作用の説明は適切になされているのであろうか．陽性症状が活発な急性期にも用いることがあるが，その場に家族がいない場合，医師はどのように対処すべきであろうか．また患者自身が家族に対する説明を拒否した場合，どうするのであろうか．

　　新規抗精神病薬による治療が当然の流れであるかのように言われる中，この「家族にも説明する」という注意事項を学会や雑誌で十分に議論したという話も聞かないし，積極的に医師に伝えようとする製薬会社や臨床精神薬理の専門家に出会うことも少ない．医師はもっと法律との接点に慎重になって，周辺領域の関係者を交えて議論すべきであろう．

　（精神科治療学 22：746，2007年6月より一部改変）

書である〔☞ COLUMN 15（188 ページ）も参照〕．

添付文書では，その薬剤の適応疾患であるかどうかがよく問題となり，「○○病は添付文書の用法に記載されていないが，うちの県では保険で削られることはない」といった意見もよく耳にする．しかし，重要なのは，保険の問題ではなく，情報源としての添付文書であり，問題が起こった時，医療訴訟などで重視されるのも添付文書であるという点である．添付文書の記載の範囲であらゆる治療が可能であるとは思わないが，**原則は添付文書を守り，添付文書と合わない治療をせざるをえない時はその理由を診療録に明記することが重要である**．

余裕があれば医薬品医療機器総合機構（PMDA）のホームページ（http://www.pmda.go.jp/）に掲載される審査報告書から，さらに適切な情報を得るとよいだろう．PMDA の審査報告書も添付文書も患者自身がインターネットなどを通して読んでいることが多い．患者からの質問に適切に答えるためにも医師自身が熟知しておかねばならない．

紹介されてくる症例などをみて，特に軽視されているように思う添付文書の記載をあげる．

① アリピプラゾール（エビリファイ®）において，糖尿病関係の副作用が発現する場合があることを患者およびその家族に十分に説明する．

② 添付文書では自動車の運転について，「自動車の運転等危険を伴う機械の操作に従事させないよう注意すること」と「自動車の運転等危険を伴う機械を操作する際には十分注意させること」の記

載があり，薬剤によって異なる．
③多くの睡眠薬では禁忌として急性狭隅角緑内障が記載されているが，その記載のない薬剤〔エスタゾラム（ユーロジン®）〕がある．

新規向精神薬の印象を安易に古典的薬剤に応用しない

　新規の向精神薬を中心に治療を行い，古典的薬剤に慣れていない若い医師が古典的薬剤を用いる場合，副作用の予防や治療への対応が不十分になりやすい．例えば古典的薬剤の1つであるハロペリドール（セレネース®）は，その代表的な副作用としてパーキンソン症候群が出現することはよく知られている．若い医師に対し「かつて外来でハロペリドールを何mg程度処方すれば，予防的に抗パーキンソン病薬を用いていたのだろうか」という質問をしたとする．それに対して若い医師からハロペリドールが比較的多い量でも，抗パーキンソン病薬をあまり併用しないという答えが返ってくることがある．これは副作用としてのパーキンソン症状が比較的少ない新規抗精神病薬のイメージをそのままハロペリドールにあてはめてしまっていることの表れであろう．三環系抗うつ薬による眠気，立ちくらみ，排尿障害，心電図異常などでも同様の傾向があり，本来行うべきはずの詳細なチェックが省略されやすい．新規の向精神薬の印象を古典的薬剤にそのまま適用しないことと，それに準じた患者への説明が不可欠である．

副作用治療薬を加えるよりも原因薬を調整する

　かつて向精神薬によるパーキンソン症状には抗パーキンソン病薬を，便秘には便秘薬を追加するなど，副作用に対して副作用治療薬を追加するのが当然であった時代があったようにも思う．しかし今は，副作用のパーキンソン症状が出にくい抗精神病薬，便秘が出にくい抗うつ薬など，用いうる薬剤の種類も増えたし，薬剤量を減らしても効果があまり変わらない薬剤もある．複数の薬剤が処方されれば薬物相互作用も複雑になることを考えると，薬剤による副作用に対しては，副作用治療薬を加えるのではなく，可能な限り原因薬の減量や他の薬剤への変更で対応すべきである．

　また向精神薬に抗パーキンソン病薬や便秘薬を併用した状態で症状が軽快し，著明な副作用を認めない状態が保たれている場合がある．抗パーキンソン病薬として用いられている抗コリン薬の副作用としての便秘，また将来身体疾患治療薬を服用する時の薬物相互作用などを考えると，**副作用治療薬を加えて安定している状態であっても，副作用治療薬を減らす努力が必要である．**

COLUMN 16

適切な薬物療法と精神科研修

　難治であるなどの理由で主治医から紹介され，あるいは現在の治療に疑問をもって自ら来院する患者の診察を担当する機会が多いが，最近はそれまでの診断や治療に疑問を感じる例が増えた．多くは症状が改善しないという理由で薬剤が追加され，理解し難い大量処方や多剤併用になっている場合である．精神科を専門としない医師は向精神薬の使用にためらいがあるせいか，このような処方はプライマリケア医や内科医ではなく精神科医に多い．どの処方が適切かについては十分な議論が必要であるとしても，精神科医の臨床能力に幅があることは認めざるをえない．

　かつては出身大学で研修する医師が多かったが，2004年に新医師臨床研修制度が始まってから，大学以外の多くの医療機関が研修施設として加わった．専門医になるための後期研修の場が広がり，研修施設を自分の意思で決めやすくなったのはよいことである．一方，研修施設によって教育内容に差が大きく，どこで研修するかによって，医師の実力差が目立つのも認めざるをえない．後期研修医には広く精神医学全般をバランスよく教育できる施設を選んでほしいし，その選択自体がすでに，よい精神科医になる第一歩であると，声を大にして伝えたい．

　（精神科治療学24：1304，2009年10月より一部改変）

第 10 章
診療録の書き方

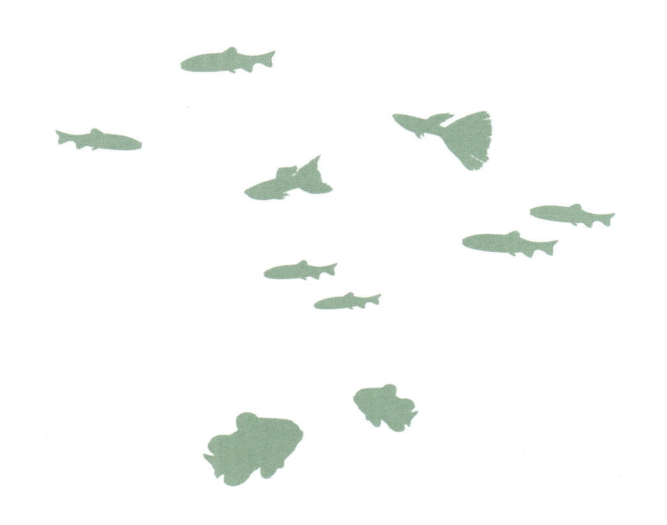

診療録記載は重要である

精神科診療における診療録への記載内容は残されるべき診療の記録としての意義だけでなく，法律的，倫理的な面でも極めて重要である．本章では診療録に記載すべきことを挙げるが，ここに挙げた項目が絶対に必須であるとか，ここにとりあげた項目を記載すれば十分であるなどという意味ではないので，それぞれの臨床現場に応じて検討してほしい．

診療録の一般的記載

表4に入院時診療録に通常記載する主な項目を示す．精神現在症や検査所見など日々に変化するものは，経過観察中も，評価を続けて記載することが必要である．また入院時記録は，入院直後あるいはその夜に病態の急変が起こるかもしれないという理解のもとで，**入院後できるだけ早く記載する必要がある**．外来診療においてもこれらの項目について記載すべきであるが，診療時間を考えると，項目は同じにして記述を短縮することが多い．

表4　入院時診療録に記載する主な項目

・主訴	・精神現在症(精神症状全般の評価)
・現病歴	・身体現在症(身体症状，神経学的所見を含む身体所見)
・既往歴	
・家族歴，遺伝素因	・検査所見
・教育歴	・状態像と鑑別診断
・性格傾向	・患者本人や保護者への説明内容
・生活史，職歴	

精神症状全般の評価

症状項目別の評価

　精神疾患の診断や治療方針の決定に不可欠なのは精神症状の評価である．精神症状の評価の基本は第3章の**表2**(☞26ページ参照)に示したような主な症状について，異常の有無と，異常がある場合はその内容を記載する．このような精神症状全般の評価を精神現在症と呼ぶこともある．これに**現在の社会機能あるいは社会適応や自殺念慮の有無は加えたほうがよい**．存在しない症状は何も記載しないのではなく，存在しないことを明確に記載する．この精神症状全般の評価を前提として，診断が確定し，それに応じて次の段階の治療方針が決まるという流れである．

　外来診療では時間の制約などもあり，毎回の診察で全項目を確認することは難しい場合が多いが，それはやむをえない簡略化であることを自覚し，常に精神症状全体を把握するように努める必要がある．

🍁評価時の注意

精神症状の内容はできるだけ患者の言葉でそのままカルテに記載したほうがよい．微妙な症状の変化を把握しやすいうえ，患者の言葉を医師が繰り返しながら症状を確認することによって患者にとって話しやすい面接となる．

次に，精神症状の評価は可能な限り患者本人との面接でなされるべきであるが，知覚の異常である幻聴や思考内容の異常である妄想などでは，家族や周囲の者の話が参考になる場合がある．そうした場合は誰から得た情報かがわかるように記載する．

🍁評価尺度や質問票の使用と限界

一般的な精神科治療では前ページに記載したような精神症状全般の評価を心がけることが不可欠であるが，特別な評価方法を補足的に用いることもある．例えば薬物療法の効果を多くの施設で検討し，総合して結果を得る研究では，精神症状の重症度や副作用の程度を数量的に評価するため，評価尺度や自記式質問票を用いることがある．これらはしばしば診療録に記載，あるいは添付される．使用にあたっては以下のような限界と問題点があることを頭に置いておく必要がある．

第一に，評価尺度や自記式質問票は特定の目的のもとで有用性が確認されているものである．これらを用いるのであれば，その結果を診療録に書くだけでなく，それを用いることが妥当であることがわかるように記載すべきであろう．精神症状評価の道具としてはあくまで補助的なものでしかなく，それだけに頼っているかのような診療録記載

は不適切である．

　第二に，評価尺度や自記式質問票は精神症状の限られた面の評価である．それのみ用いると評価から漏れる精神症状が多くなるのは自明であるし，治療経過中に新たに出現した症状は評価されないことが多い．

身体症状や身体所見

　精神科診察では精神症状だけでなく，身体面の評価も極めて大切である．明らかな環境面のストレスの後に起こったように見えるうつ状態であっても，実は膠原病や神経疾患の初期，あるいは治療中の消化性潰瘍治療薬の中枢神経系副作用であったなどという事例は少なくない．最近は画像や検査所見が進歩したためにあまり言われなくなったが，かつてはうつ状態の初診患者では身体疾患を見逃さないように眼底所見を含めて神経学的所見を評価するようにと教えられていた．身体所見に見合わない痛みを呈し，不安感や抑うつが強い患者の場合は，身体所見と精神症状を総合的に評価することが，精神面の診療に不可欠である．

　身体症状や身体所見の記載は初診時と治療進行中のいずれにおいても必要であり，患者が自ら訴えることだけでなく積極的な診察や問診によって結果を記載しなければならない．診療録の記載様式として有名なSOAP(subjective：主訴，主観的情報など，objective：理学所見，検査所見などの客観的情報，assessment：評価，plan：検査や

治療の計画)は，精神科診療には不向きという意見もあるが，身体所見の見落としを防ぐという意味では有用である．

法律や保険診療に関係する記載

　精神科医の診察の多くは精神保健及び精神障害者福祉に関する法律(精神保健福祉法)をはじめとする種々の法律に基づいて行われる．例えば精神科病棟への医療保護入院の場合は法律に則って実施していることがわかるような記載が必要であり，そこには医療保護入院が必要な程度の精神症状があったという記載も不可欠である．保険診療ではそれに準じた診療録記載が必要であり，例えば「精神保健指定医が実施した場合は算定できる」などの規定がある場合は，それがわかるように記載する．このあたりは精神科医にとって非常に手間のかかる仕事になる場合が多いが，診療録においては最も重要な記載であるともいえる．

　法律や保険診療の規則に合致しているかどうかを検討することは，医療の本質と異なると考えられやすいが，実は自らの診療行為の論理に矛盾がないかを振り返るよい機会になる．要は**その診療録を他の医療者や司法関係者が読んで，担当医の判断に納得できるかという観点で記載することが大切である**．

医師の説明と同意内容

　診療録には患者の言葉や状態，評価，今後の方針などだけでなく，医師側がどのような説明を行ったか，どのように同意を得たかまで記載しなければならない．

　第一に精神保健福祉法では医療保護入院や病棟内の隔離室への収容などについて，「それが必要である」という医師の判断の記載だけでなく，患者にどのように説明したかを診療録に記載し，内容によってはそれを文書で患者に告知することを求めている．これは入院の診療録で問題になることが多い．

　第二は治療に関する説明である．精神療法，薬物療法を問わず，治療はそれを行ったときのプラスとマイナス，行わなかったときのプラスとマイナスを説明して，これから行おうとする治療への同意を得るのが原則であり，それは患者の回答とともに診療録に記載すべきである．時間の制約や十分なデータが蓄積されていないなどの理由で，十分に説明できないことは多いが，少なくとも**これから行おうとする治療に期待される効果と有害反応（副作用）を患者に伝え，同意を得たことは記載する必要がある**．これは外来，入院診療いずれにおいても重要である．

　治療に関する説明で比較的問題となることが多いのは，まず向精神薬服用時は，薬剤にもよるが，一般に妊娠は避け，飲酒，車の運転などはやめる必要があることを説明し，同意を得たという記載である．また，現在妊娠していないことをどの程度確認したかも問題になりや

すい．妊娠検査の実施，「妊娠の心配はない」という患者の言葉を信頼，月経確認後の服用を指示など，判断のレベルとそれがどのように診療録に書かれているかによって，以後の医師の責任の重さが違ってくる．

情報共有の手段であるという理解

「カルテの字は読みやすく書け」 というのは古くから言われてきたあまりに当然の指導である．「読みやすく」とはつまり，「他人にも理解しやすく，判読しやすい文字で書け」という意味であろう．同じ病院内であっても診療録は，法律や保険医療の面で，コメディカルスタッフを含む多くの病院関係者が参考にしたり，チェックしたりする必要がある．読めば誰でも理解できるような記載を心がける．ただ，近年は電子カルテの普及によっていわゆる「汚い文字問題」は解消しつつある．

　診療録をどのくらい書くかも重要である．あまりに短いものは担当医以外が読んでも情報を把握できない．一方で，あまりに長く詳細に記載すると，今度は当直医などが緊急対応を求められた時に要点を把握しにくい．詳しく書くことは重要であるが，あまりに長くなった場合は簡単なまとめなどを付け，診療録を読む者すべてが短時間で患者の病状を把握できるような工夫が必要である．

　精神医療は密室性が強い．前述した通り，外科であれば手術を多くの医療スタッフがみるが，精神科面接は個人情報保護の重要性も関係

して，看護師すら同席しないこともある．薬物療法の内容は他のスタッフが共有できるにしても，精神療法やカウンセリングの内容は患者と担当医以外は知り得ないことが多い．精神科では患者ごとの差が大きいので複数のスタッフが情報を共有する必要性が少ないという考え方もありうるが，それが不適切な医療を生んでいるという現状も否定できない．今後，医療の質の評価という観点から診療内容の審査が行われることもありうるし，それだけではなく自らの診療の質を高めるために，**診療録の内容は，いつ公開して議論してもよいという考えで記載する必要がある**と筆者は考えている．

精神科でも電子カルテが広まってきたが，それにより精神症状が担当医の言葉で詳細に記載されず，あらかじめ電子カルテに登録された言葉や表現が頻用される場合がある．かつては医師の知識や考え方が診療録記載を決めていたが，今では電子カルテが医師の思考に影響を与えているかのように見えることもある．このように電子カルテは使い方によっては精神医療を不適切な方向に導きかねないが，情報共有という点からは非常に優れており，言い過ぎを恐れず言えば電子カルテを適切に使いこなせないうちは精神医学が医学に仲間入りできないのかもしれない．電子カルテは利点と問題点を十分検討しながら，今後活かしていくべき手段であると考える．

面接の連続性

多くの精神科医は1日の外来診療で30〜40名，あるいはもっと多

くの患者診察に当たっている．そのような状況で，すべての患者の情報を詳しく覚えておくことは不可能に近い．しかし診察では，前回の診察からの連続性を頭に置きながら，新しい診察を行わなければ，重要な症状変化を見落とすことになりやすいし，患者も医師が自分のことを理解してくれているという感じをもちにくい．診療録記載の一工夫という程度の意味ではあるが，その面接の重要な話題や面接の最後の話，あるいは次の面接でとりあげたいことや，次の診察で確認すべき症状などは診療録にわかりやすく記載して，次の面接でまず医師側から触れるようにすると，円滑に面接が続くことが多いように思う．

あとがき

　本書は，自分の教室での回診や研究会などで若い医師に話してきたことのメモをまとめるような内容となった．精神療法を専門としている者ではないので，内容が浅薄であるという批判は覚悟しているが，筆者としては，本書の内容は最低限守るべき精神科面接と初診時対応の基本だと考えている．そして日本の精神療法教育がいわゆる精神療法の専門家によって主導されてきたため，かえって一般の精神科医に広まらなかったのではないかという問いかけでもある．要は「ふつうの面接をしていれば良くなっていく患者が多い．ふつうの面接で済む人に特殊な精神療法や濃厚な薬物療法はかえって害となる」というのが現在の筆者の考えである．今後，自分の臨床の中で気づいたことを加筆していきたいし，反論などもどんどん寄せていただきたいと考える(miyaoka@med.kitasato-u.ac.jp)．

　もう2点，気になることを追加したい．第一に，以前本書でも触れている内容を話したところ，ある医師から「先生は医師に対して厳しすぎる」と言われたことがある．確かに筆者の考えは不適切な治療の原因を，医師の知識や面接技術に帰している面が強い．ただ，例えば患者が医師の指示通りに服薬しないという状況において，「患者にどのような問題があるか」ではなくて「医師の説明にどのような問題があったのか」と考えるべき場面は多いし，そう考えないと医師の治

療技術は進歩しない．こう考えることは従来の医学でいうパターナリズム(medical paternalism)，すなわち治療決定の権利と責任は医師側にあり，患者はすべて医師に委ねればよいという考え方の否定ともいえる．面接を含む精神科診療の再考は，実は医療に対する根本的な考え方の修正を迫っていると考える．

それにも関係して，最初は「どのようにすれば面接をうまく進めることができるか」についての工夫を中心に，本書を書こうと思っていた．しかし，書いているうちに，「どのような患者観をもっているか」「どのような患者-医師関係がよいと考えているのか」に関するきちんとした考えのないところに面接法は生まれないという，ごく当たり前のことを強く感じるようになった．過去の大家が書かれた面接本もずいぶん参考にしたが，やはりその時代の患者-医師関係が少なからず反映されているように思う．現在，求められている患者-医師関係を考えると面接法は変わるのが当然であり，これからも変えていくべきものであろう．本書において「面接で何を話すか」という具体的な記載以外に，患者-医師関係の考え方に触れる部分が意外に大きくなった理由ともいえる．

第二に，面接を強調すると「大学病院だから診察に時間がとれるけれど，一般病院やクリニックでは無理である」という言葉をよく耳にする．少なくとも筆者の勤務する病院は「大学病院だからゆっくり時間をかけて診療できる」という余裕はなく，筆者は自分の診療を頭に置き，外来再診の診療時間を5～7分間であると想定して本書を書いた．長時間の面接や精神療法は副作用も軽視できないことを考える

と，現在の精神医療に求められているのは比較的短時間の，侵襲的でない面接であると思う．ただし初診には40〜50分かけるし，どうしても時間が限られている場合は2回に分けて初診時面接を行うこともある．筆者の考えは，「初診の診療は非常に大切であり，できるだけ時間をかける必要がある．初診で適切な面接ができれば，再診の時間はそれほど長くなくても治療できる」である．

　本書の執筆にあたって，蒲生裕司先生（こころのホスピタル町田副院長）との議論は筆者の考えの整理に非常に有用であった．また編集担当の松本哲さんは読者の視点から理解しにくい部分を適切に指摘し，アドバイスしてくれた．心から御礼申し上げたい．

　本書が少しでも日本の精神科診療を再考するきっかけとなることを祈っている．

2014年5月

宮岡　等

索引

A

adherence　117
attention deficit hyperactivity disorder(ADHD)　104, 155
autism spectrum disorder(ASD)　104, 155

C

closed question　18
compliance　117
counter-transference　138

D・E

disease mongering　110
evidence-based medicine(EBM)　173
expert consensus(EC)　173

M

medical interview　8
medicalization　105
monster patient　126

O

objective structured clinical examination(OSCE)　9

open question　18

S・T

shared decision making　115
SOAP　199
splitting　139
syndrome shift　140
transference　137

あ・い

アドヒアランス　117
意識障害　101
依存，治療者への　146
遺伝素因の確認　36
医療化　105
医療面接　8
医療面接上級編　10
飲酒歴の確認　35
陰性転移　138
インフォームド・コンセント　116

う・え

うつ状態　101
　──，がん患者の　150
　── の確認，過去の　32
うつ病症状の確認　23
エチゾラム　181

か

解釈モデル 12, 30
家族への説明 60
家族歴の確認 36
がん患者のうつ状態 150
患者-医師関係 133

き

奇異反応 180
既往歴の確認 35
起始の確認 20
喫煙歴の確認 35
逆キツネ検査 26
逆転移 138
客観的臨床能力試験 9
境界性パーソナリティ障害　139
共感 20, 82

け

傾聴 81
計量精神病理学 162
月経の確認 43

こ

抗うつ薬の効果 181
構造化面接 162, 164
行動の問題 86
個人情報 76
コンプライアンス 117

し

自己紹介 16
自閉症スペクトラム障害 104, 155
社会機能の確認 37
主訴以外の症状の確認 24
主訴の確認 17
守秘義務 21, 76
受容 81
状況因 21
症候移動 140, 155
症状評価 162
身体疾患の確認 34
身体症状
  —— と心気症症状 152
  —— の記載，診療録への 199
  —— への治療 55
診断 54
  —— の説明 41
診療録 196

す

睡眠関連障害 103
睡眠時無呼吸症候群の確認 30
スクリーニング検査 165
ストレス脆弱性モデル 133

せ

生育歴の確認 38
生活歴の確認 38, 53
精神科面接 11
精神現在症の評価 24, 84
精神症状
  ——，副作用としての 146
  —— の説明 56

―― の評価　197
精神症状測定　162
精神療法の副作用　141
前向健忘　180

そ

操作的診断基準　169
躁状態の確認，過去の　32
措置入院　113

ち

注意欠陥・多動性障害　104, 155
治療ガイドライン　173
治療計画の説明　41

て

適応の判断の誤り　144
転移　137
転移神経症　146

と

投影法　168
統合失調症の鑑別，発達障害と　85
閉ざされた質問　18

に・の

入院の必要性の判断　113
妊娠の確認　43
認知症　101
認知症患者の治療　157
脳波　102

は

長谷川式簡易知能評価スケール
　　　　　　　　　　　166
発達障害　104
―― と統合失調症の鑑別　85
ハミルトンうつ病評価尺度　163
半構造化面接　162

ひ

被殻化　134
非構造化面接　162
評価尺度　164
標準化　25
病前性格の聴取　38
病名告知　106
病歴
　―― の確認　50
　―― の尋ね方　84
開かれた質問　18

ふ・へ

副作用
　――，抗うつ薬の　183
　――，精神療法や面接の　141
　――，ベンゾジアゼピン系薬剤の
　　　　　　　　　　　180
　―― としての精神症状　146
服用薬の確認　34
フルニトラゼパム　184
分裂　139
ベンゾジアゼピン系薬剤の副作用
　　　　　　　　　　　180

め・も

面接
　── の姿勢と方法　81
　── の副作用　141
妄想　88

や

薬物療法　176

　── に関する説明　58

よ

陽性転移　138
予診　47

れ

連続引き算検査　26